Dʳ André CASTAN

de l'Université de Paris
Ex-Chef de Laboratoire et Lauréat
de la Faculté de Médecine de Montpellier
Ancien Externe des Hôpitaux de Paris
Médaille de Bronze de l'Assistance Publique

——※——

LES MÉTRORRHAGIES

des

JEUNES FILLES

✳

PARIS

LIBRAIRIE J.-B. BAILLIÈRE & FILS

19, Rue Hautefeuille, 19

—

1898

Dr André CASTAN

de l'Université de Paris
Ex-Chef de Laboratoire et Lauréat
de la Faculté de Médecine de Montpellier
Ancien Externe des Hôpitaux de Paris
Médaille de Bronze de l'Assistance Publique

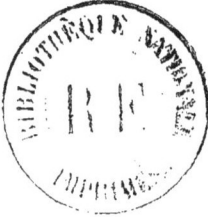

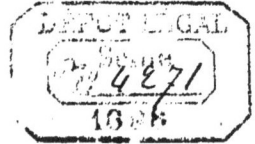

※

LES MÉTRORRHAGIES

des

JEUNES FILLES

✳

PARIS

LIBRAIRIE J.-B. BAILLIÈRE & FILS

19, Rue Hautefeuille, 19

—

1898

LES

MÉTRORRHAGIES

DES JEUNES FILLES

AVANT-PROPOS

Il est d'usage, au moment d'une thèse inaugurale, de
revivre les quelques années passées auprès des maîtres,
et d'établir le bilan des reconnaissances. Ce m'est per-
sonnellement un devoir d'autant plus impérieux et agréa-
ble, que les heures furent plus longues, les travaux plus
rudes et la reconnaissance plus profonde.

En tête de cette dédicace, je veux inscrire le nom de
M. le professeur Panas ; il fut pour moi plus qu'un maître.
Ce qu'a été le maître, j'aurais peine à le dire en quelques
lignes, et chacun de ses élèves a eu plus que du plaisir
à en témoigner ; externe, j'appris à le connaître, et fus
immédiatement séduit par les hautes conceptions du sa-
vant et du pathologiste général, planant au-dessus du

spécialiste. A tel point qu'à cette heure, je vais écrire une thèse de gynécologie dans laquelle se retrouve à chaque ligne la trace de son esprit scientifique. Il daigna m'appeler ensuite à travailler avec lui. C'est là que je pus le mieux apprécier toutes ses hautes qualités. Mais, ici, je m'arrête : les mots seraient faibles pour exprimer ce qu'il fut pour moi de plus qu'un maître, et les affections profondes n'ont rien à gagner à un témoignage public.

J'ai eu l'honneur d'être l'externe de M. le professeur Guyon : à son école, j'ai appris à connaître les maladies des voies urinaires, et c'est à sa grande finesse de clinicien, à sa grande science que j'ai dû une sorte de prédilection pour sa spécialité.

Externe de M. le Docteur Quénu, j'ai appris de lui la chirurgie impeccable aux lumières d'une rigoureuse anatomie et sous l'égide de l'asepsie la plus méticuleuse.

A mon arrivée à Paris, seul et désorienté, je fus accueilli par M. le professeur Raymond avec cette bienveillance si connue : je fus son élève, et j'ai toujours trouvé auprès de lui un ferme soutien : je le prie d'agréer, ici, l'hommage de ma reconnaissance.

Je remercie également pour tout ce que j'ai appris d'eux, mes maîtres, M. le professeur agrégé Albarran et M. le docteur Arrou, chirurgiens des hôpitaux.

Et je ne puis clôre la liste déjà longue, sans me souvenir que j'ai commencé mes études médicales à la faculté de Montpellier : dès les premières années j'y fus comblé d'honneurs et c'est un bien sincère souvenir de reconnaissance que j'adresse à mes maîtres, les professeurs Granel, Ville, Gilis et Truc.

CHAPITRE I

Je me propose d'étudier les hémorrhagies qui se produisent si fréquemment chez la jeune fille au moment de l'instauration menstruelle ou quelque temps après cette évolution de l'utérus. L'idée de ce travail m'était déjà venue il y a longtemps, à propos d'un fait personnel qui ne laissa pas que de m'embarrasser et que je rapporterai, et c'est avec enthousiasme, que je me décidai à l'entreprendre, sur les conseils de mon maître, Quénu, à l'occasion d'une malade entrée dans son service de l'hôpital Cochin. Le cas était d'autant plus séduisant que, lorsqu'on recherche dans les classiques une description de cette affection, c'est à peine si on la trouve signalée. Plusieurs thèses de ces dernières années ont envisagé un côté de la question, mais le plus souvent d'une façon incomplète, et fort peu au point de vue spécial qui, somme toute, représente les cas les plus fréquents .

En effet, on pourrait scinder en deux groupes les auteurs qui ont étudié ce symptôme ; les uns, gynécologues, n'ont guère envisagé que l'utérus et décrit des *métrites virginales*, dont l'hémorrhagie devient un signe non constant ; les autres, médecins, en ont fait le dérivé d'une affection interne et ce sont surtout les maladies de cœur qui ont fait les frais de leur étiologie.

On s'accorde généralement à rapporter à Bennett (1), la première mention de la métrite chez les vierges. Il en donnait 23 cas sur 300 observations.

En 1859, Huguier les mentionne dans un mémoire à l'Académie de médecine sur les allongements hypertrophiques du col.

Mais aucun travail d'ensemble sur la question, et M. Pierre Delbet a pu écrire dans le *Traité de chirurgie* (2) : « Avant l'établissement de la menstruation, la métrite est, pour ainsi dire, inconnue. On observe assez souvent chez les petites filles des leucorrhées abondantes. Ces leucorrhées sont dues à des vaginites, parfois de nature blennorrhagique, habituellement l'utérus est indemne, mais *ces vaginites deviennent souvent l'origine de métrites lorsque la menstruation s'établit* ». C'est la seule mention qui en soit faite.

Et M. Pozzi, dans son *Traité de gynécologie* (3) ; « L'établissement même de la menstruation peut être le signal de la manifestation de l'inflammation de l'utérus, à cause de la congestion intense qui se produit à ce moment, d'où

---

1. Bennett. *Pract. treatise on inflammation of the week of uterus*. London, 1845. Trad. franç. Paris, 1850.

2. *Traité de chirurgie*, t. VIII. p, 390.

3. Pozzi. *Traité de gynécologie*, p. 193.

la sensibilité particulière de l'organe. Il s'y joint généralement alors, à un certain degré, l'influence d'une mauvaise conformation de l'organe provoquant la stase du
sang menstruel : développement incomplet... etc.... A cette
métrite virginale... correspond, à l'autre pôle de la vie
génitale de la femme, ce qu'on pourrait appeler la *métrite
de la ménopause...* »

En 1887 paraît la thèse de Bouton (1), élève de Pozzi,
qui étudie la métrite chez les vierges et les classe sous deux
rubriques, sur lesquelles j'aurai à revenir. Puis la thèse
de Dupuy en 1892, sur les métrorrhagies essentielles ou
idiopathiques, celle de Villatte de Peufeuilhoux, sur la métrite chez les vierges et les nullipares, de Vérin qui rapporte des observations de métrorrhagie dans le rétrécissement mitral, de Gaullieur l'Hardy, sur la chlorose ménorrhagique ; enfin, Schmid consacre une page aux hémorrhagies utérines des vierges, où il parle simplement de
congestion sans en indiquer la cause.

Latour de Lyon, en 1895, fait valoir le rôle de la métrite
fongueuse, Lamy, de Nancy, en 1897, expose les idées de
M. Frœlich sur la question : c'est ce dernier travail qui
traite le plus immédiatement le sujet.

Je n'insiste pas pour le moment, sur toutes ces publi-
cations, obligé que je serai de les reprendre une à une,
à propos de l'étiologie.

A l'étranger, les métrorrhagies des vierges sont signalés par Sneguireff (2), par Lawson Tait et Bétrix (3).

1. P. Bouton. *De la métrite chez les vierges.* Thèse de Paris 1887.
2. Sneguireff. *Hémorrhagies utérines*, trad. Varnier. Paris 1886.
3. Lawson Tait et Bétrix. *Traité prat. des mal. des femmes.*

De cette énumération rapide, il est facile de conclure, ainsi que je le disais au début de ce chapitre : d'une part métrite, de l'autre, maladies de cœur, chlorose, etc. Jamais on n'a pris à partie directement la métrorrhagie virginale, dans sa forme la plus commune : il faut faire une exception pour la thèse de Lamy, mais les conclusions en sont beaucoup trop restreintes.

Afin de poser nettement la question, je vais aborder immédiatement l'étude du symptôme, puisque c'est de lui que part le praticien consulté.

CHAPITRE II

Il semble que l'on devrait décrire, au chapitre de la symptomatologie, tous les signes pathognomoniques des métrites, puisque c'est à ce point de vue que se sont placés les auteurs, et en particulier de la forme hémorrhagique. En effet M. Pozzi, à propos de cette dernière variété, écrit : « On observe cette forme chez les jeunes filles au moment de l'établissement de la menstruation..... C'est dans les formes catarrhales et hémorrhagiques invétérées qu'on observe les profondes altérations de la muqueuse du corps devenue végétante, fongueuse, polypeuse ». Dès lors, le syndrome métritique, magistralement décrit par cet auteur, joint aux signes physiques très nets de la métrite fongueuse, paraissent devoir constituer un tableau très complet de l'affection hémorrhagique des vierges. Latour a payé son tribut à la forme polypeuse, avec observations à l'appui, ce qui prouve seulement que les végétations utérines sont possibles chez les eunes filles, dans des conditions que j'examinerai ultérieurement; Villatte de Peufeuilhoux, lui, a décrit la métrite classique et en a donné un tableau parfait d'après Pozzi: seulement, ce qui a pu faire dévier l'opinion de cet auteur, c'est d'abord que la métrite n'est pas incompatible avec la virginité, puis, qu'il a confondu dans un même groupe, vierges et nullipares: j'aurai l'occasion de dire ce que je trouve d'artificiel dans cette assimilation.

Si donc on se place au point de vue de la *métrite virginale*, on a bientôt fait, soit par de sincères constatations cliniques, soit artificiellement, de peindre le délicat tableau de Pozzi: douleurs, leucorrhée, métrorrhagie ou dysménorrhée, tel est le *trépied métritique*. Qu'on y joigne les symptômes réflexes et de voisinage, ténesme vésical, cystite, constipation, dilatation de l'estomac et dyspepsie utérine, toux utérine, névralgies, entre autres la *coccygodynie*, si bien décrite par M. Pozzi, puis les palpitations de cœur, l'hystérie, la neurasthénie possibles, et, brochant sur le tout, cet épuisement nerveux, ce *facies utérin*, qui fait poser le diagnostic à distance, qu'on adapte le tout à une vierge, et voilà un tableau clinique réalisé. En insistant sur les hémorrhagies dans un cas, sur la leucorrhée dans l'autre, on trace deux ébauches de métrite virginale, qui paraissent bien assises Au surplus, je ne voudrais pas affirmer que ce syndrome ne se trouve réalisé dans quelques cas, mais je dirai dans quelles conditions. Le seul point sur lequel je veuille insister, c'est que cet ensemble ne correspond pas à la majorité des faits cliniques, et la malade qui se présente au praticien, le plus souvent dans la clientèle, se trouve dans de tout autres conditions.

C'est une jeune fille de 13 à 16 ans, suivant l'époque de l'instauration menstruelle, qui a des pertes sanguines continues ou subcontinues, le premier cas étant le plus fréquent : ces pertes sont survenues soit dès la première époque, soit à une période consécutive, la deuxième ou la troisième dans quelques observations.

Certaines jeunes filles en arrivent à perdre pendant les 30 jours du mois, et le plus souvent, les arrêts de l'hémorrhagie ne peuvent être attribués qu'à des moyens artificiels, repos au lit prolongé, hémostatiques, injections appropriées. Mais en dépit de tout, elles reprendront sitôt que la malade leur en fournira l'occasion ou leur en laissera seulement la possibilité. Leur abondance est variable, et très souvent il ne s'agit que d'un simple suintement sanguin continu à la vulve, d'autres fois, profuses, elles auraient pu entraîner à elles seules la mort, si du moins l'on s'en rapporte à quelques observations que je relaterai et dont le principal tort est d'être anciennes et incomplètes. Le sang est généralement liquide, quelquefois en caillots mais cet aspect semble se rapporter plus particulièrement à quelques cas spéciaux, ceux accompagnés de douleurs : ce sont les formes *dysménorrhéiques* constatées chez les vierges et caractérisées par les *coliques expulsives* classiques, avec quelquefois, à l'examen physique, la production d'un *globe utérin* : ce sont là, à vrai dire, des cas peu fréquents. Le plus souvent, la maladie évolue sans que la malade ait éprouvé la moindre douleur, ainsi qu'en font foi plusieurs de nos observations, et ce n'est qu'à une période assez avancée, alors que l'hémorrhagie dure depuis un temps assez long, qu'elle accuse seulement une pesan-

teur dans le bas-ventre, mais non point ces douleurs vives, caractéristiques de la périmétrite au cours des affections aiguës, ces points spéciaux d'*ovarialgie*, lombaire
iliaque, inguinal, ni ces douleurs par crises, mobiles, pouvant caractériser la dysménorrhée. Villate de Peufeuilhoux
admet l'absence fréquente de douleurs, et l'explique,
après bien d'autres, par la ténacité des ligaments chez
les vierges, la « douleur étant le résultat du ballottement
utérin ». Point n'est besoin de cette raison, puisque la métrite vraie est souvent très douloureuse chez les nullipares,
don la résistance ligamentaire est, dans bien des cas, à
tout le moins aussi grande ; ce signe négatif trouve une
explication bien plus naturelle dans l'absence de réaction
périutérine, le symptôme hémorrhagie étant le seul, dans
les cas types, et se produisant, ainsi que j'aurai l'occasion
de le démontrer, en l'absence de toute lésion primitive de
l'organe ; je fais, bien entendu, toutes réserves pour les
cas où une étiologie complexe et rare, dysménorrhée
membraneuse, lésions des annexes ou du voisinage, peut
être invoquée, ainsi que pour ceux où une métrite vraie,
que je qualifierais volontiers de *provoquée*, *artificielle*,
s'établit chez une vierge. Pour en finir avec les troubles
de la sensibilité je dirai que Villate signale de l'hyperes-
thésie de la vulve et du vagin, du prurit, du vaginisme,
qui, dans ses observations me paraissent bien plutôt rele-
ver d'une vaginite concomitante.

Le second terme du syndrome métritique, la *leucorrhée*,
est, toujours dans les cas types, au moins aussi rare
que les douleurs. Comme ces dernières, quand elle existe,
elle peut être rapportée à des circonstances qui créent des

cas spéciaux : au surplus, dans la plupart des observations, c'est aux dires de la malade qu'on se rapporte, et ce n'est pas elle qui peut apprécier s'il s'agit vraiment d'un écoulement utérin ou vaginal : la consistance et la couleur peuvent permettre au seul praticien de trancher la question, encore aura-t-il besoin, le plus souvent, d'avoir recours au spéculum et la constatation d'une glaire visqueuse, blanc clair, difficile à détacher, au niveau du museau de tanche, lui permettra seule de trancher la question.

C'est dire combien il faut attacher peu d'importance aux observations où la malade dit qu'elle perd en blanc, que sa chemise est tachée, empesée, puisque la vulvo-vaginite est, dans tous les cas, possible, et que sa présence n'implique que rarement (j'aurai l'occasion d'y insister) l'infection secondaire de l'utérus. Il faut aussi savoir que l'existence d'une hémorrhagie entraîne souvent la production d'un flux liquide, blanchâtre, avant ou après elle, constitué exclusivement par le sérum extravasé de caillots habitant la cavité utérine, et pouvant être mélangé de secrétions vaginales ou vulvaires, plus ou moins concrets.

Ces réserves faites, majeures pour les cas dont je m'occupe, je reconnais que quelquefois la leucorrhée existe, mais elle est le plus souvent l'apanage de l'aménorrhée, et se produit sur des sujets malingres, rachitiques, anémiques, scrofuleux, où l'infection utérine directe a été réalisée par un mauvais état des voies génitales, un manque de propreté et d'hygiène ; dans d'autres cas où ces conditions font défaut, elle permet de concevoir des doutes sur la virginité de la vierge. Ce symptôme négatif

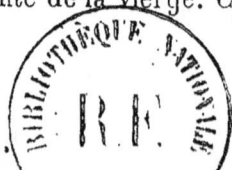

Castan 2

est admis par Lamy qui écrit ; « la leucorrhée a pu être observée, mais rarement. »

Restent les signes accessoires, fugitifs ou variables. « Il n'est pas, dit M. Pozzi, de fonction sur laquelle les affections utérines retentissent avec plus de constance que la digestion ; on sait, d'autre part, que beaucoup de femmes saines présentent des troubles dyspeptiques au moment de leurs règles et des vomissements. » Elles ont de la flatulence, du dégoût, des bouffées de chaleur, des éructations, des vertiges, de la constipation. Dans les cas qui nous occupent, il n'est au contraire pas rare de voir un état général excellent, en apparence du moins, accompagner les pertes sanguines, et l'appétit ne paraît guère diminué : la dilatation stomacale, la constipation existent sans doute, dans des cas particuliers, mais je dirai à propos de la pathogénie ce que j'en pense, et que la proposition me paraît, dans bien des circonstances, pouvoir être renversée. Il en est peut-être de même de la toux utérine ; je n'insiste pas, pour le moment, devant revenir en détail sur ce sujet.

C'est dire que l'hystérie utérine, l'hypocondrie, produite, dit Villate, chez la vierge, par la pudeur, la crainte d'être découverte, si la maladie résulte d'onanisme, doivent être infiniment rares, et dans les cas que j'ai observés, la bonne humeur, la solidité du jugement n'étaient guère compromises ; sur mes deux malades il n'était pas jusqu'à la fraîcheur du teint qui ne fût conservée. C'est que, en dépit de toutes les apparences, de toutes les probabilités, il n'est pas rare que l'anémie soit au moins lente à s'établir : la résistance de la femme aux pertes de sang

mêmes abondantes est un fait bien connu de tous les gynécologues, et bien qu'on ait voulu décrire chez les jeunes
filles un état asthénique très marqué, avec fatigue, essoufflement, paresse d'esprit, bien souvent les lèvres et les
conjonctives restent roses et le cœur ne paraît guère
souffrir : je fais toujours, bien entendu, une réserve pour
les cas symptomatiques. En dehors de cette résistance
spéciale à la femme, il faut aussi se souvenir que le plus
souvent l'hémorrhagie n'est pas abondante, qu'elle est
plutôt continue et gênante, et qu'on n'observe guère ces
violentes saignées, apanage des fibromes. Que si, pourtant, elle augmente en quantité ou en durée, il n'est pas
contestable que l'affaiblissement général puisse s'en sui-
vre, mais j'ai malgré tout tendance à croire que, dans
certains cas où les signes anémiques étaient très accusés,
quand le médecin a vu la malade il s'agissait de chlorose
cause et non résultat. C'est la mise en doute du *facies
utérin* chez la jeune fille atteinte de métrorrhagie vraie,
primitive.

Villate de Penfeuilhoux signale encore un *un gonflement douloureux des seins*, dont on aurait pu, par pres-
sions, faire sortir du colostrum. Je n'ai jamais constaté ce
phénomène et ne l'ai pas vu rapporté.

Que reste-t-il de tout cela ? Beaucoup de symptômes
négatifs, quelques-uns passagers, fugaces et variables,
d'autres relevant de cas spéciaux, un seul constant, im-
muable, la métrorrhagie, qui constitue la maladie même.
Mais cette négation des signes métritiques n'est pas chose
négligeable, puisqu'elle permet d'établir une entité morbide bien nette, ayant sa place à part dans le cadre gyné-

cologique ; Dupuy l'a appelée métrorrhagie essentielle, faute de mieux ; je ne la qualifie pas encore avant d'avoir fait sa preuve pathogénique, car aujourd'hui, nous ne pouvons plus nous contenter de poser la question de sa nature ; nous devons essayer de la résoudre, chercher à approcher du moins le plus possible de cette solution.

Restent les signes physiques, et c'est vraiment curiosité bien légitime du praticien que de vouloir connaître par le toucher la cause du mal que rien ne semble expliquer à l'examen général. S'il n'est pas prévenu, il lui semble que, désormais, il va tenir la clé du mystère. Il met le doigt dans le vagin, pratique le double palper, et, déception cruelle, l'utérus est normal, les annexes ne présentent aucune particularité, les ovaires sont sains en apparence, pas même douloureux. C'est, dès ce moment, un bien faible espoir que celui du spéculum ; on le met par acquit de conscience, et on constate tout simplement qu'il s'écoule une goutte de sang par le col, ce que l'on savait déjà ; on est tenté, du moins à l'hôpital, (et je l'ai été moi-même, puisque dans ma principale observation j'ai fait tous les examens possibles), de savoir quand même : voilà l'hystéromètre ; les dimensions sont normales, puis la curette et le microscope ; je m'arrête, ne voulant pas empiéter sur le champ de l'anatomie pathologique, mais ce que je peux bien dire dès à présent, c'est que les désillusions s'accumulent, chacune plus cruelle, parce qu'étayée sur un moyen plus rigoureux, plus scientifique.

Il n'y a donc pas non plus grand chose à attendre de l'examen physique. Je sais bien cependant que dans quel-

ques cas il donne un renseignement positif : c'est une
étroitesse de la cavité utérine, une déviation que l'hystéromètre permet de constater, une hypertrophie du col que
montre le spéculum avec, quelquefois, une saillie bour-
geonnante, à travers son orifice ; c'est une modification
des annexes, un petit kyste de l'ovaire, comme dans une
de mes observations, une tumeur du petit bassin : tout
cela n'infirme pas ce que je disais tout à l'heure, et, pour
des cas spéciaux, il faut faire des classes spéciales, très
restreintes, non uniformes, puisque très variées, et par
cela même sortant du type classique. L'étude de ces formes trouvera mieux sa place au diagnostic.

En résumé, quand on a eu recours à tous moyens d'investigation, cliniques et scientifiques, quand on a interrogé
tous les signes fonctionnels et physiques, que subsiste-t-
il ? Un symptôme unique, capital, invariable, l'hémorrhagie. C'est l'explication bien naturelle de l'incertitude,
de la perplexité du praticien.

J'ai laissé de côté à dessein l'examen général de la
malade, auquel j'attache cependant une importance majeure, parce que son étude me semble mieux placée au
diagnostic, alors que nous aurons essayé de connaître les
conditions pathogéniques de l'affection.

Je rapporte ici les 4 observations que je possède : la
première est celle que j'ai pu le mieux approfondir, puisqu'il s'agissait d'une malade d'hôpital sur laquelle j'ai pu,
pour son plus grand bien d'ailleurs, me livrer à toutes
investigations nécessaires, la seconde est due à l'obligeance
de mon maître Quénu, la troisième à M. le Dr Albot d'Asnières, la dernière enfin m'est personnelle. Je n'ai pas

jugé nécessaire d'en collationner un plus grand nombre
bien que ce soit, à la vérité, facile. du moins, parmi les
malades de la clientèle, parce que la lecture des nombreuses observations disséminées dans les thèses et les
travaux que j'ai étudiés, m'a convaincu que, le plus souvent, les auteurs se sont placés à un point de vue ou purement local ou trop général, et qu'il estimpossible, quand
on n'a pas pris l'observation soi-même, de retrouver tous
les arguments fournis par un examen *absolument complet*,
nécessaire pour une argumentation sérieuse. Quant aux
cas rapportés par les divers auteurs, j'aurai l'ocasion
d'en analyser le plus grand nombre à propos de la pathogénie.

OBSERVATIONS

Observation 1

D. A.., âgée de 19 ans, domestique, entre le 8 janvier 1898 à l'hôpital Cochin, pavillon Pasteur, salle Lorain, service de M. le Dr Quénu.

Antécédents héréditaires. — Sa mère serait morte à 20 ans, la malade ayant alors 20 mois, de *tuberculose aiguë*. Son père est mort à 39 ans, il y a cinq ans, *tuberculeux*. Trois frères et une sœur bien portants.

Antécédents personnels. — Maladie grave à l'âge de 4 ans??
Jamais de rhumes, ni d'hémoptysies.
A 12 ans, *épistaxis profuses* jusquà 14 ans.
Jamais de rhumatisme. A perdu beaucoup de cheveux, il y a 2 ans; ils ont repoussé.
Dents et voile du palais normaux.
Jamais d'écoulements par les oreilles.

N'avait pas l'habitude de prendre des injections, sauf quelques lavages à l'eau chaude au moment de ses règles.

Rien de particulier au niveau des fosses nasales. A souvent une sensation de picotement à l'arrière-gorge, qui provoque la toux, sans hémorrhagie.

Constipation opiniâtre ; reste quelquefois 8 jours sans aller à la selle.

Réglée à 14 ans, régulièrement, jusqu'il y a 2 ans 1/2 : A ce moment, *aménorrhée* de quelques mois.

En novembre 1895, les règles sont apparues le 3, ont duré 8 jours, puis sont revenues huit jours après leur cessation ; elles ont été alors continues et abondantes, sans aucune interruption. Au mois d'avril suivant, la malade n'avait même pas le temps de se changer ; elle était continuellement dans le sang. L'hémorrhagie s'est arrêtée pendant un mois, au cours de l'année, puis s'est reproduite tous les jours, sans interruption jusqu'à la première entrée à l'hôpital le 19 octobre 1897.

Elle n'a jamais eu mal dans le ventre.

Elle n'a jamais eu de pertes blanches.

Elle a sensiblement maigri, depuis le début de ses pertes, et est très faible, malgré un aspect général excellent en apparence.

La malade, qui était très grosse, aurait serré démesurément son corset, et fait remonter à cette époque le début de ses accidents.

Les pertes contiennent beaucoup de gros caillots : le sang est très épais ; pas de débris, ni de membranes.

L'examen gynécologique a été pratiqué, à son premier séjour à l'hôpital, par M. le Dr Quénu.

Il n'a pu être fait que sous le chloroforme, la malade ne pouvant supporter le toucher, *même sous les couvertures.*

Vierge. — Hymen en fer à cheval. Le col est ramolli ; l'utérus de volume normal : les annexes paraissent saines ; l'ovaire droit est peut-être un peu plus gros que le gauche, mais sans présenter la consistance kystique.

Le 9 novembre, on lui place une tige de laminaire, mais elle quitte l'hôpital.

A son retour, en janvier, j'ai pu compléter l'examen local et général.

Elle n'a jamais eu de crises de nerfs, n'a ni dyschromatopsie, ni rétrécissement du champ visuel ; les réflexes pharyngés sont conservés, pas de troubles de la motricité ni de la sensibilité ; pas de zones hystérogènes.

Poumon. — Ne paraît rien présenter d'anormal. Cependant peut-être l'inspiration est-elle un peu rude au sommet gauche.

L'examen physique du foie et du rein ne présente rien de particulier ; elle n'a jamais eu de coliques hépatiques ni néphrétiques.

Les urines sont normales.

Le cœur est normal, les bruits bien frappés, pas de souffles anémiques.

Tube digestif. — Depuis le début de ses pertes, elle avait de violentes douleurs épigastriques, sans vomissements ni hématémèses : plus de gastralgie depuis son premier séjour à l'hôpital.

On trouve des ganglions sterno-mastoïdiens hypertrophiés, pas de sus-claviculaires, ni d'inguinaux.

La malade, s'étant aguerrie, et bien décidée à se laisser soigner, a été progressivement dilatée à la laminaïre. L'hystéromètre est introduit, mais passe difficilement, par suite d'une grande étroitesse et des anfractuosités de la cavité utérine : celle-ci mesure 5 cm. 1/2 de profondeur : la dilatation peut être menée à bien, et, le 18 janvier, je fais chloroformiser la malade : l'utérus est abaissé avec difficulté, et je peux introduire l'index dans sa cavité : cette palpation ne permet de constater rien d'anormal et la surface est absolument lisse. Je procède à un curettage très complet, sur les quatre faces de l'organe et le fond jusqu'à ce que j'entende le grincement musculaire. Somme toute, ainsi que l'avait fait prédire la palpation intra-utérine, il n'y a pas trace de fongosités, ni d'épaississement de la muqueuse. Des lambeaux de muqueuse recueillis sont immédiatement plongés dans la liqueur au sublimé, pour subir l'examen histologique. En outre quatre tubes de gélose sont ensemencés par stries, avec un fil métallique plongé directement dans la cavité utérine.

Le curettage a été suivi d'une cautérisation soignée avec un tampon d'ouate imbibé de teinture d'iode, et une mèche de gaze iodoformée a été placée dans l'utérus.

Le 19 janvier, je retire la mèche, qui est peu souillée, je fais une injection vaginale au sublimé, puis je repasse la curette sur tous les points de la cavité utérine pour enlever les débris possibles. Lavage intra-utérin au permanganate, et nouvelle cautérisation iodée. Tampons d'ouate iodoformée dans le vagin.

Le 21 janvier.— Les tampons vaginaux sont enlevés : ils sont propres. On pratique une injection vaginale au sublimé et on ne tamponne plus : a malade prendra dans son lit 2 injections tièdes par jour, le bassin relevé et sans élever le réservoir.

Quitte l'hôpital le 25 janvier, l'hémorragie étant complètement tarie.

Elle a eu ses règles le 5 février suivant ; elles ont duré 5 jours sans douleurs. Depuis son opération, *la constipation a complètement disparu* ; elle va maintenant régulièrement à la selle tous les jours et sans la moindre difficulté. Je l'ai revue le 17 février ; tout le menton était couvert de petits boutons acnéiques et rougeâtres.

Sans empiéter sur un autre chapitre, je tiens, dès à présent, à résumer les points capitaux de cette observation. D'abord la malade a présenté les signes négatifs sur lesquels j'ai insisté : absence de douleurs, de leucorrhée, d'anémie, de troubles nerveux. Elle a une hérédité tuberculeuse très chargée et présente quelques ganglions ; sa constipation est tenace. Elle a eu des épistaxis profuses précédant ses règles et indiquant une diathèse hémorrhagique, qui s'est encore manifestée après tarissement de l'écoulement utérin sous forme d'éruption hémorragique. Enfin, fait bien curieux, le curettage a fait disparaître la constipation, peut-être par suite de la saignée locale produite, peut-être en relevant l'utérus légèrement rétrofléchi ; quel que soit le mécanisme, la corrélation paraît bien étroite entre les deux phénomènes et j'aurai l'occasion de la discuter.

Je dois signaler, dès à présent, que les ensemencements sont restés absolument stériles.

Je n'insisterai pas davantage sur cette observation pour le moment, devant y revenir en détail.

Je tiens à rapprocher de ce fait celui qui a été rapporté à la Société médico-chirurgicale des hôpitaux de Nantes par M. Bécigneul.

Ce praticien a observé un cas de métrorrhagie sur une fillette de 13 ans. Elle fut réglée pour la première fois le 4 octobre 1895, (elle avait alors 13 ans et 2 mois) et n'éprouva pas le moindre malaise. Pendant 15 jours, elle perdit beaucoup de sang très rouge, contenant quelques caillots rendus sans coliques. Le sang fut 8 jours sans reparaître, puis les pertes reprirent pendant 15 jours de suite. Cette jeune fille, fait observer le praticien, *n'offrait aucun des caractères de la puberté.*

Le décubitus dorsal, l'ergotine, l'ergotinine en injections hypodermiques, ne purent rien contre les hémorrhagies.

Au toucher, l'utérus est petit, mobile, *insensible*, le col est légèrement entrouvert, de *dimensions et de consistance normales.*

Les injections chaudes triomphèrent des hémorrhagies.

Le 10 janvier 1896, les règles reparurent pendant une nuit ; pendant les 3 mois qui suivirent, la santé resta parfaite et la menstruation interrompue : depuis, les règles sont à peu près régulières.

On a éliminé successivement la chlorose, la syphilis, l'hémophilie, le diabète, l'albuminurie, les intoxications, les maladies infectieuses, les maladies cardiaques ou hépatiques. Je regrette seulement qu'on ne parle pas d'antécédents héréditaires et qu'on n'ait pas songé à la constipation.

Si j'ai tenu à citer ce cas après le mien, c'est que les investigations cliniques y ont été poussées fort loin et qu'il peut servir de modèle pour les observations à venir, dans lesquelles on devra analyser plus minutieusemant qu'on ne l'a fait jusqu'à présent l'état de tous les organes et de toutes les fonctions.

Observation 2

M. Quènu.

Il s'agit d'une jeune femme de 25 ans, qui, réglée à 13 ans, eut, depuis l'instauration menstruelle jusqu'au moment où elle fut examinée, des hémorrhagies utérines peu abondantes mais presque continues. Ici, un peu de métrite se surajouta et la malade eut en même temps un écoulement jaunâtre. C'est la constatation de cet écoulement qui poussa M. Quénu à pratiquer le curettage, à 22 ans.

Mais, en outre, ces hémorrhagies avaient été accompagnées à diverses reprises de l'expulsion de lambeaux de muqueuse, avec coliques. Quoi qu'il en soit, la malade se maria et resta deux ans sans devenir enceinte. L'examen physique fut négatif et le curettage pratiqué par M. Quénu amena un arrêt complet des règles pendant 2 mois, mais, au bout de ce temps, elles reparurent et revêtirent immédiatement les caractères d'abondance et de durée qu'elles avaient auparavant. Dès lors, un traitement général fut institué, et avec d'autres moyens, l'usage de la bicyclette conseillé. Sous cette influence, les métrorrhagies cessèrent et la malade devint enceinte.

Ce cas, pour ne pas rentrer exactement dans mon cadre, et manquer de l'examen général nécessaire, n'en est pas moins intéressant, en raison de l'influence du seul traitement général.

Mais au point de vue pathogénique il s'agit probablement d'une forme mixte, la métrite étant venue se greffer sur l'hémorrhagie.

Observation 3

Due à l'obligeance de M. le Dr Albot, d'Asnières.

« Mlle W..., 17 ans.

Antécédents héréditaires. — Aînée de 6 enfants ; la mère et la grand-mère maternelle ont toujours eu des règles abondantes.

Antécédents personnels. — Rougeole, scarlatine et coqueluche pendant les premières années de la vie. Pendant la deuxième enfance, *fréquents accidents d'entérite légère se caractérisant par des indigestions* ou des alternatives de diarrhée et de constipation.

A 13 ans 1/2, premières règles, en septembre, qui durèrent 20 jours. Après une interruption de 2 mois, deux périodes mensuelles de 8 jours, avec pertes assez abondantes, suivies d'une nouvelle interruption de deux mois. En mars 1895, ménorrhagie de 28 jours, très forte, suivie de trois jours d'arrêt, puis reprise, pendant 13 jours ; nouvelle interruption de 3 mois. A ce moment, *séjour à la mer, pendant lequel les règles apparurent normalement* une fois, en août. A partir de cette époque jusqu'en septembre 1896, il y eut des règles apparaissant avec une assez grande abondance pendant 8 à 12 jours, tous les deux mois environ. En septembre 1896, la malade, se trouvant sur les côtes de Normandie, eut une forte perte qui dura trois semaines. Un mois après, départ pour l'Angleterre où elle eut en novembre une perte violente ; rien en décembre. Le 16 janvier 1897, ménorrhagie de 2 mois 1/2, à la suite de laquelle un chirurgien procède à un curettage ; suivant l'expression du médecin traitant, on enleva par la curette une « mucous membrane » épaisse.

A la suite de cette intervention, il y eut cinq mois d'aménorrhée et la malade revint en France où elle passa un mois sur les côtes de Normandie : de nouveau, à la suite de deux bains de mer, les pertes reparurent et durèrent 1 mois 1/2 jusqu'en fin septembre 1897, époque à laquelle je l'examinai. Bien constituée, la malade est légèrement anémiée ; *le ventre n'est ni gros ni douloureux*, l'utérus est normal, sa mobilité parfaite ; l'exploration n'est pas douloureuse. *Les règles n'ont jamais été pénibles, et jamais il n'y eut de pertes blanches.*

Comme traitement, je prescris le repos au lit, les injections très chaudes, l'ergotine, tous moyens qui, d'ailleurs, semblent n'avoir eu que peu d'action, et, comme l'appétit laisse un peu à désirer, du vin de Colombo : peu à peu, les pertes s'arrêtent, l'appétit revient rapidement, et la malade a, de nouveau, une interruption de deux mois, suivi en janvier et février 1898 d'une perte de 1 mois 1/2.

Le 8 mars 1898, je prie M. Quénu d'examiner Mlle W... : le résultat de l'examen est le suivant : « Utérus petit, en antéflexion. Ovaire droit douloureux, gros, kystique, situé contre le bord droit de l'utérus ; ovaire gauche normal ».

En résumé, la malade, pendant tout le temps de ses pertes n'a pas interrompu ses occupations, consistant à aller tous les jours à Paris de 8 heures du matin à 7 heures du soir, dans un magasin où elle est en général debout. Le repos au lit ou les injections chaudes, l'ergotine, l'hydrastinine, n'ont pas eu d'influence appréciable sur la marche des hémorrhagies, dont la valeur quantitative peut être appréciée ainsi : huit à dix serviettes imprégnées d'un sang noirâtre avec quelques caillots de temps en temps, fibrineux, minces et filamenteux. Comme état général, Mlle W... est active, nullement déprimée, mais seulement un peu anémiée après les pertes. Le cœur et les reins fonctionnent normalement. Pas de constipation, bien que les garde-robes ne soient pas très faciles en général ».

Telle est la très complète observation de M. Albot : elle présente tous les termes du syndrôme : métrorrhagie, absence de douleurs et de leucorrhée. La constatation d'un kyste de l'ovaire en rend l'interprétation délicate, bien qu'il puisse n'y avoir que simple coïncidence : je la réserve pour le moment.

Observation 4 (personnelle).

Mlle X..., 18 ans, père rhumatisant.

Pas d'antécédents morbides personnels.

Premières règles à 12 ans 1/2, sans souffrance, normales, le sont restées jusqu'à 14 ans. A ce moment, en janvier 1894, pertes abondantes qui duraient 21 jours du mois et se sont maintenues en l'état jusqu'au mois d'août : la jeune fille était alors pensionnaire dans un couvent. Au mois d'août, *pendant les grandes vacances*, les pertes cessèrent pendant 1 mois 1/2, puis reprirent dès la rentrée en pension. Pendant les 3 derniers mois de l'année, elle se reproduisirent avec les mêmes caractères, puis avec des intermittences pendant les 6 premiers mois de l'année suivante. Un traitement avait été institué consistant en douches froides, hamamelis, ergotine, etc..., j'y adjoignis l'usage des injections biquotidiennes au permanganate de potasse.

Après 1 ans 1/2 de durée, les pertes cessèrent complètement; au début il y eut plusieurs périodes d'aménorrhée, puis les fonctions se régularisèrent et depuis lors les règles sont toujours restées parfaitement normales.

La malade *n'a jamais eu de douleurs dans le ventre*, jamais de pertes blanches, ni de symptômes métritiques généraux ; elle est forte, vigoureuse et bien constituée. *Elle est habituellement constipée.* Sauf quelques légers vertiges et un peu de céphalalgie, elle n'a jamais été que légèrement anémiée. L'examen général des organes est muet.

A la suite de la première injection, la malade eut extemporanément une perte sanguine considérable formée de gros caillots, et, dès le lendemain, l'hémorrhagie diminuait considérablement : il y avait donc obstruction sanguine du canal génital, favorisant la stase et permettant l'auto-intoxication.

En outre, un an après le début, *l'usage des lavements a complètement tari l'écoulement anormal.*

CHAPITRE III

Les cas de métrorrhagies virginales suivis de mort sont extrêmement rares : je n'en connais que 4, anciens, rapportés par M. Dupuy et dépourvus de tout détail, plus encore d'examen histologique. Le premier est celui de Whitehead il date de 1846 : il a trait à une jeune fille de 17 ans, morte à la suite d'hémorrhagies utérines ; tout ce que dit l'auteur, c'est que l'utérus et les annexes étaient sains ; l'observation de Obre (1) est celle d'une fillette de 14 ans et 3 mois, morte aux premières règles, d'une durée de 20 jours, et à l'autopsie de laquelle on ne trouva rien ; enfin deux faits rapportés par West, dans ses leçons sur les maladies des femmes, de mort sans lésions.

Ce n'est guère avec ces données que l'on pourrait édifier une description anatomique. En outre, Dupuy qui, ayant pratiqué souvent le curettage dans des cas analo-

1. Obre. *Gaz. méd.* Paris. 58.

gues au mien, a eu à sa disposition tous les éléments du procès, a laissé échapper de si belles occasions ; quant aux autres auteurs, les uns se sont tenus sur le terrain purement clinique, les autres ont décrit des formes spéciales. Je les passerai en revue avec eux, ne serait-ce que pour pouvoir établir un diagnostic différentiel anatomique avec les types purs de métrorrhagies des vierges.

Puisqu'il y a hémorrhagie, si c'est la lésion utérine qui est cause, il est tout naturel de penser que l'on va retrouver au microscope les altérations de la métrite hémorrhagique. Celle-ci est, dit M. Pierre Delbet, « une métrite interstitielle, ou une métrite mixte, à la fois glandulaire et interstitielle, mais avec prédominance des lésions du stroma.... On trouve naturellement, dans cette variété, une abondante prolifération vasculaire. Les vaisseaux de nouvelle formation, qui ne sont que des capillaires, présentent sur les coupes une forme très irrégulière et atteignent un calibre relativement considérable. Ces vaisseaux sont en général très superficiellement situés, près de la surface libre de la muqueuse et la plupart des culs-de-sac glandulaires sont au-dessous d'eux... »

M. Pozzi, dans les formes polypeuses, décrit surtout la dégénérescence glandulaire, avec richesse très grande en vaisseaux du tissu inter-glandulaire.

Telles sont les deux formes histologiques de la métrite hémorrhagique. Macroscopiquement, elles n'échappent pas à l'examen, caractérisées qu'elles sont par des végétations, des polypes, dans certains cas, dans d'autres par l'hypertrophie qui ne fait jamais défaut, la muqueuse pouvant atteindre jusqu'à quinze millimètres d'épaisseur.

C'est au type végétant que se rapportent les nombreux cas d'hypertrophie du col avec hémorrhagies signalés chez les petites filles et étudiés par Frœlich et son élève Lamy ; Condamin de Lyon a appelé l'attention sur la *métrite hémorrhagique fongueuse* chez les vierges et Latour leur a consacré sa thèse.

Lamy signale donc la dilatation des glandes et leur hypertrophie, des végétations embryonnaires et vasculaires. En résumé, ce sont des types classiques et bien connus que l'on peut retrouver chez les vierges comme sur des multipares, qui ne présentent rien de particulier : et ce n'est point là l'anatomie pathologique des métrorrhagies virginales vraies.

Villate de Penfeuilhoux, lui, ne pouvait décrire un type spécial, ayant confondu dans un même groupe vierges et nullipares ; aussi trouve-t-il tantôt l'endométrite cervicale glandulaire chronique, avec érosions, ulcérations, polypes, tantôt la transformation végétante et fongueuse.

En entrant dans cette voie, on serait amené à passer en revue toutes les formes possibles de métrite chez la femme, pouvant survenir chez la vierge dans des conditions spéciales, et, dans la voie des cas spéciaux, on aurait à étudier l'état des organes pouvant produire l'hémorragie, trompes, ovaires, etc. Tel n'est point mon but, et, ce que je me suis demandé, possédant des fragments, dans un cas type, où il n'y avait aucune lésion macroscopique, où l'épaisseur et la consistance de la muqueuse étaient normales, c'est si à ces formes cliniques correspond une forme anatomique particulière. J'ai donc pratiqué l'examen microscopique des lambeaux recueillis, moins grands, à la vérité, que je l'eusse désiré, par suite de la consistance et du peu d'épaisseur de la muqueuse ; en outre, le fond de l'utérus n'étant pas plus large, chez ma malade, moins peut-être que les parties inférieures, l'ensemble de la cavité ayant une forme conique pointe en haut, c'est surtout du col et de la région de transition que provenaient les fragments.

La fixation a été faite par un mélange au sublimé. Partout on trouve une infiltration généralisée du tissu sousmuqueux par des globules sanguins. Au milieu de cette infiltration se retrouve l'épithélium stratifié du col et les tubes glandulaires, avec des cavités kystiques. Sur certaines coupes, on voit un épithélium formé de cellules ayant encore un certain caractère de cellules de la muqueuse du col, mais réduites seulement à une ou deux rangées et tendant à prendre la forme cylindrique : cette forme représente vraisemblablement un type de transition avec l'épithélium cylindrique du fond de l'utérus.

On retrouve toutes les principales formes de passage entre le tissu interstitiel de la muqueuse et le tissu complètement envahi par les globules sanguins et dégénéré : dans ce dernier cas, il n'y a plus trace d'éléments embryonnaires, qui deviennent de plus en plus rares, et ce tissu dégénéré, gardant encore en certains points l'empreinte des glandes et des vaisseaux, se colore d'une façon uniforme par l'éosine. En certains points on voit une épaisse couronne de globules rouges enveloppant une masse de tissu conjonctif dont l'interstice des fibres est pénétré par plusieurs de ces globules.

Le tissu insterstitiel seul semble envahi par l'infiltration,

car, au milieu, on retrouve les tubes glandulaires avec
tous les caractères qu'ils présentent à l'état normal. L'infiltration ne paraît pas se faire de façon uniforme, car,
en certains points, on retrouve des territoires de tissu
conjonctif peu altéré.

Il est difficile d'affirmer que tous les vaisseaux ont une
paroi propre, car on rencontre en de nombreux points
des lacunes plus ou moins arrondies et renfermant des
globules sanguins : ces lacunes sont-elles des vaisseaux
embryonnaires ou sont-elles simplement le résultat de l'infiltration sanguine ? La présence d'un assez grand nombre d'éléments embryonnaires paraissant disposés con-
centriquement autour de certaines de ces lacunes (dans la
profondeur du tissu environnant) ferait peut-être pencher
vers la première hypothèse. Quoi qu'il en soit, on rencontre, à côté et au milieu des plus épaisses infiltrations sanguines, des capillaires non dilatés et absolument normaux.
Peut-être ces lacunes sont-elles aussi d'anciens vaisseaux
modifiés profondément par l'altération du tissu environnant.

En résumé, l'examen histologique permet de constater,
dominant le tout, une abondante infiltration sanguine,
malgré l'intégrité absolue de la plupart des branches
vasculaires ; la dégénérescence du tissu conjonctif est
manifestement sous la dépendance de cette infiltration.
Les vaisseaux ne paraissent pas notablement augmentés
en nombre. Les glandes sont normales, non allongées
ni contournées, leur épithélium est sain ; on constate sur
les lambeaux du col la présence de plusieurs cavités
kystiques.

Schmid, dans sa thèse, a étudié d'après Quénu, une

Planche I

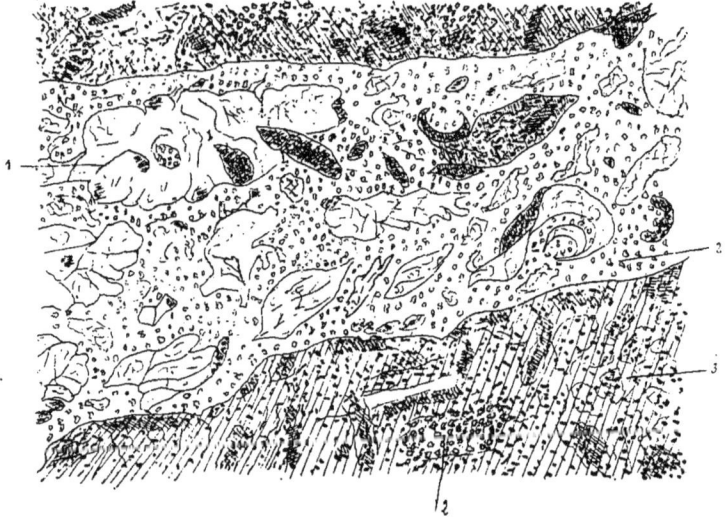

1. Faisceaux conjonctifs dégénérés. — 2. Infiltration globulaire. — 3. Tissu conjonctif sain.

Planche II

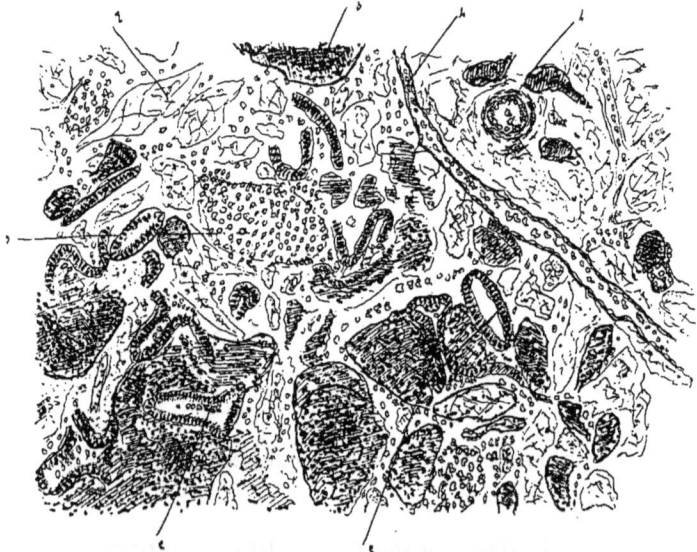

1. Faisceaux conjonctifs dégénérés. — 2. Infiltration globulaire. — 3. Tissu conjonctif sain.
4. Vaisseau sanguin. — 5. Glandes.

forme spéciale de métrite hémorrhagique, la forme angiomateuse, la transformation caverneuse de la muqueuse. Ce type bien décrit par Quénu en 1893, puis par Pilliet
et Baraduc, Pichevin et Petit, est caractérisé macroscopiquement par une augmentation de volume de l'utérus
dont la cavité peut atteindre 8 à 9 centimètres, sans
fongosités ni granulations. « La muqueuse ne paraît pas
augmentée d'épaisseur ; son épithélium de revêtement
est sain, les culs-de-sac glandulaires ne sont pas dilatés,
quelquefois plutôt atrophiés. Il n'y a pas d'infiltration
embryonnaire, mais on remarque, dans toute l'épaisseur
du stroma, la présence d'un très grand nombre de vaisseaux à parois embryonnaires, c'est-à-dire n'offrant qu'un
simple revêtement endothélial appuyé contre le tissu interstitiel.... » Pichevin et Petit signalent « un développement anormal du tissu conjonctif périvasculaire, les faisceaux musculaires pouvant même être atrophiés. Les capillaires sanguins sont extrêmement nombreux et
présentent une telle prolifération de leur endothélium,
qu'ils paraissent avoir *un double ou simple revêtement
cellulaire*.... »

Sans vouloir faire des rapprochements trop accentués
que ne justifieraient pas le nombre des observations, je
ne peux m'empêcher de songer que, avec des degrés en
moins dans mon cas, il y a bien des similitudes anatomiques entre ces deux formes : l'intégrité de l'épithélium
et des glandes et les phénomènes purement vasculaires
semblent établir entre elles un lien de parenté : peut-être
ce lien est-il à l'origine des lésions et étiologique ; j'y
reviendrai à propos de la pathogénie.

CHAPITRE IV

M. Pozzi classe les causes médiates des métrites sous
4 chefs principaux : 1° La menstruation, 2° la copulation,
3° la parturition, 4° le traumatisme. Dans les cas qui nous
occupent, deux au moins de ces classes doivent être sup-
primées, en outre le nombre des catégories est insuffisant.

Sneguireff, lui, a établi une division plus complète des
hémorrhagies utérines :

1° Causes réflexes.

Occasionnelles ou prédisposantes : violentes secousses
morales, frayeur subite, etc...

2° Causes organiques :

  a. — Dégénérescences malignes.
  b. —   »   bénignes.
  c. — Phlegmasies chroniques.
  d. — Avortement, grossesse, maladies puerpérales.
  e. — Déplacements de l'utérus.

f. — Apoplexie des ovaires et hémorrhagies du péritoine pelvien.

g. — Ménopause.

h. — Troubles de la nutrition générale.

3° Causes traumatiques:

Primitives ou secondaires.

Opératoires.

Cette classification est assez complète ; élimination faite des catégories ne s'appliquant pas aux jeunes filles, il est facile d'y faire entrer la plupart des formes de métrorrhagies observées chez ces dernières. C'est pourquoi je m'étonne que Dupuy prétende n'y pouvoir mettre les métrorrhagies essentielles ou idiopathiques.

A propos des hémorrhagies virginales, excluons du tableau les dégénérescences malignes, l'avortement et la grossesse et la ménopause; restent deux catégories douteuses, d'une part les phlegmasies chroniques, sauf conditions spéciales, d'autre part les dégénérescences bénignes, tout au moins rares, bien que Chéron et Batuaud croient à la possibilité d'une dégénérescence fibromateuse que les moyens d'investigation clinique ne permettraient pas de constater. Outre que, de par l'étiologie des fibromes, on sait que leur existence est une rareté avant l'âge adulte, à la Société médico-chirurgicale de Nantes à propos de l'observation que j'ai rapportée, M. Maurice Bureau a fait observer, avec quelque apparence de raison, que, dans les cas où les métrorrhagies se produisent dans l'enfance, elles atteignent souvent d'emblée leur maximum d'intensité, pour décroître ensuite jusqu'à parfaite régularisation des époques, tandis que chez les femmes qui ont des fibromes, ce n'est que peu à peu que se produisent les métrorrhagies qui deviennent de plus en plus abondantes.

Il y a cependant un vide dans la classification de Sneguireff; ce sont d'une part les tumeurs des annexes et plus spécialement des ovaires, de l'autre l'hystérie dont l'influence n'est pas douteuse; j'en réserve, pour le moment l'interprétation, mais je tiens dès à présent à en rapporter une observation curieuse, qui a couru les journaux, et due à M. le professeur Eustache de la faculté libre de Lille :

« Il s'agit d'une jeune fille qui, après diverses irrégularités, au moment de l'établissement des règles, fut prise d'un écoulement sanguin qui persista pendant 3 ans consécutifs, presque sans interruption. Pendant cette période, tout fut essayé, y compris le curettage, le tamponnement intra-utérin, sans aucun succès. L'on eut recours à la columnisation du vagin pendant plusieurs mois, afin d'obtenir un peu de répit.

Pourtant, l'état général se maintenant assez bon, un mariage fut décidé sans l'avis du médecin.

Cependant, le jour de la noce arriva, et la situation n'avait pas changé ! La jeune fille, dont la mère avait fait l'éducation conjugale, n'en était pas moins dans un embarras extrême et une appréhension terrible. Le soir, le médecin, discrètement consulté sur la conduite à tenir, se contenta de ce simple conseil : faites votre toilette comme si vous n'aviez rien. Le lendemain l'hémorrhagie avait cessé ! L'hémostase fut complète et dura pendant trois mois consécutifs, au point que tous crurent à une grossesse, résultat de la première approche conjugale. Inutile de dépeindre la surprise et le contentement de tous. Mais, au 92° jour, les règles reparurent abondantes et douloureuses, donnant à l'entourage et au médecin lui-même l'illusion d'une fausse couche, sans corps du délit: toutefois, au bout de 4 jours, l'hémorrhagie cessa spontanément. Et depuis lors, c'est-à-dire depuis 2 ans révolus, tout est fini. A une ménorrhagie absolument continue de 3 ans, succéda une aménorrhée non moins complète, qui menace de s'éterniser, sans que la santé générale paraisse en être atteinte, puisque les couleurs et l'embonpoint sont revenus, malgré la persistance du tempérament hystérique ».

Il est certain qu'il s'agit là d'un cas bien singulier et bien rare ; tout ce qu'on en peut dire, c'est que la personne était hystérique, mais l'hystérie seule est-elle suffisante? Je réserve l'interprétation pour le chapitre pathogénique.

A moins d'en faire un chapitre des *troubles de la nutrition générale*, il est toute une catégorie de métrorrhagies virginales qui ne trouve pas sa place dans la classification de Sneguireff: ce sont celles qui dépendent d'une maladie interne, maladies des reins, du foie, du cœur, de l'estomac, chlorose, hémophilie, purpura, scorbut, maladie de Wehrloff, maladies infectieuses. Certaines de ces affections agissent nettement par trouble de la nutrition générale, telles sont la chlorose, les maladies de l'estomac, des reins : j'espère montrer ultérieurement que toutes les autres reconnaissent un mécanisme analogue et que les troubles de la nutrition générale englobent à eux seuls l'immense majorité des vraies métrorrhagies virginales. Quant aux maladies infectieuses, il est certain, comme le fait remarquer Delbet, qu'elles sont toute la maladie, la métrorrhagie constituant un épiphénomène souvent négligeable et incapable d'être érigé en forme clinique : je fais mes réserves, ainsi que je le dirai plus loin, sur les séquelles, même à fort longue échéance, de ces affections.

La chlorose produit nettement à elle seule la métrorrhagie. Cette opinion a rencontré des incrédules. Trousseau un des premiers signala le fait et, après lui, G. Sée, Eichorst..., admirent que la chlorose produit en général l'aménorrhée, mais que dans un certain nombre de cas très rares, c'est l'inverse qui a lieu. D'autre part, Hayem nie la chlorose ménorrhagique. Cliniquement, cette négation est impossible et les observations rapportées dans sa thèse par Gaullieur l'Hardy sont péremptoires. D'après cet auteur, ces ménorrhagies sont caractérisées par une abondance extrême, une durée considérable, le plus souvent *l'absence de douleurs concomitantes*, enfin, signe caractéristique, elles cèdent au seul traitement de la chlorose.

M. Dalché a bien étudié les rapports existant entre les hémorrhagies utérines et les maladies du foie. D'une façon générale, les coliques hépatiques s'accompagnent d'une augmentation de l'hémorrhagie cataméniale. Il est fréquent, lorsque la colique survient au moment des règles, de voir se produire une véritable ménorrhagie. Si elle survient plus tard, elle peut les avancer de 8 à 15 jours. Enfin, on peut voir une véritable métrorrhagie dans la période intercalaire. Le point important à connaître, c'est

qu'il n'est pas nécessaire que la colique s'accompagne de
vives douleurs pour amener ce résultat : une crise fruste
ou fort atténuée, surtout si elle provoque une *notable congestion du foie*, retentit parfois sur l'utérus tout autant
que l'accès le plus violent, de telle sorte que l'attention
peut être attirée beaucoup plus du côté de l'appareil génital que du côté du foie.

Au contraire, lorsque l'organisme est fort débilité, c'est
l'aménorrhée qui domine.

Les cirrhoses du foie qui retentissent sur la menstruation amènent beaucoup plus souvent l'aménorrhée que des
métrorrhagies ; cependant, il y a quelques observations
dans lesquelles l'inverse s'est produit.

Dans l'ictère grave, marqué par des hémorrhagies diverses, la métrorrhagie n'a rien de surprenant. Mais, dans
l'ictère catarrhal, bénin, on peut voir survenir aussi la
ménorrhagie.

Tous ces faits sont bien intéressants ; ce que j'en veux re-
tenir d'essentiel, c'est que les lésions qui paraissent devoir
retentir le plus sur la circulation, cirrhoses par exemple,
et amener la stase sanguine dans les organes abdominaux
et du petit bassin, sont au contraire celles qui produisent
le plus rarement l'hémorrhagie utérine.

C'est également à M. Dalché que nous devons la connaissance complète des pertes sanguines consécutives aux
maladies du cœur. Elles avaient été signalées par Duroziez
et Vérin leur consacra sa thèse, dans laquelle il se contente d'ailleurs de relater des observations. « Elles surviennent, dit M. Dalché, par insuffisance mitrale pure,

encore, quoique bien rarement, par les altérations aortiques compliquées d'une lésion mitrale....

Au cours des maladies de cœur, les premières métrorrhagies surviennent toujours à l'occasion des règles.... Quand la stase sanguine s'est généralisée, la nutrition périclite et la vie se trouve fortement atteinte... » la femme a alors de l'aménorrhée. Je tiens ici encore à insister sur ce fait, paradoxal en apparence, que plus la stase sanguine est accentuée, moins l'hémorrhagie se produit. En effet, dit M. Dalché, « dès que le cœur est assez fortement touché pour que l'on constate des œdèmes tenaces, un foie ou un rein cardiaque opiniâtre, sans noter pour cela des signes de cachexie, le flux cataménial tend souvent à diminuer de longueur et d'abondance.

Les métrorrhagies se produisent au contraire de préférence lorsque la lésion cardiaque, encore bien compensée, se manifeste seulement par de la gêne précordiale, des palpitations, de l'essoufflement à propos des efforts, des vertiges, de l'irrégularité..... *La fonction ovarienne* encore respectée provoque la fluxion utérine menstruelle, et celle-ci subit à son tour le contre-coup de la gêne circulatoire, même légère... » Je reviendrai ultérieurement sur l'interprétation de M. Dalché, pour le moment je ne veux que compléter ce qui a trait à l'étiologie dans les maladies du cœur. Donc, ce sont les lésions mitrales qui sont le plus souvent en cause ; M. Dalché n'a jamais constaté de métrorrhagies dans les affections organiques du cœur droit ; celles-ci sont cependant admises par quelques auteurs. M. Huchard a décrit le premier des métrorrhagies consécutives à l'hypertension artérielle ; elles se rapportent plutôt aux formes de la ménopause, et un assistant de la clinique de Dresde, le Dr Reinicke, a incriminé récemment la dégénérescence scléreuse des artères utérines non-seulement dans leurs grosses branches, mais encore sur leurs fines ramifications. « Certaines métrorrhagies attribuées jusqu'ici à la *néphrite granuleuse*, dit M. Dalché, doivent sans doute être rapportées à la même étiologie. L'hypertension artérielle joue-t-elle un rôle au moment de la puberté ? C'est là un point qui demande de nouvelles recherches. »

Le Dr Lardier (*Bull. méd. des Vosges*, janvier 1888) a attiré l'attention sur les manifestations utérines du *paludisme*, déjà signalées par Duboué de Pau et Burdel de Vierzon ; il cite des métrorrhagies à chaque accès, qui ont disparu par le sulfate de quinine. Des observations sont également rapportées par Liégeois dans la *Revue médicale de l'Est*.

Vérin, dans sa thèse, relate l'observation d'une jeune fille de 22 ans, polisseuse de caractères qui eut des métrorrhagies en même temps qu'un liseré gingival bleu et des *accidents saturnins*.

Le Dr Schauta a observé une hémorrhagie utérine sur une femme atteinte de néphrite albuminurique et Trier (1) de Copenhague en rapporte deux cas chez des brightiques : aucune lésion des organes génitaux ne put être retrouvée, ni à l'exploration, ni à l'autopsie.

Dans la séance du 24 mai 1894, à l'Académie de méde-

1. Trier. *Revue générale de clinique et de thérapeutique de Huchard*, 1885.

cine, Verneuil a appelé l'attention sur les métrorrhagies de *nature arthritique*. Il cite l'exemple d'une de ses clientes inutilement traitée par un curettage, alors qu'elle avait des pertes ayant succédé à des épistaxis juvéniles.

Une autre personne *herpétique*, et issue d'herpétiques eut des épistaxis juvéniles dans son enfance, des coliques hépatiques dans sa jeunesse et une ménorrhagie dans l'âge mûr.

Dans une autre famille une enfant présenta des épistaxis, des ménorrhagies, des hémorrhagies vulvaires et anales; enfin gingivales. Le père était arthritique, la mère eut plus tard des coliques hépatiques et des épistaxis.

Nigel Stark (1) rapporte deux cas de ménorrhagie consécutive à une cirrhose hépatique; il est un des rares auteurs qui signalent la *constipation* comme cause possible, et en rapporte un cas chez une jeune fille. Bouton, dans sa thèse, admet l'influence de la constipation et de la distension exagérée de la vessie, agissant sur l'utérus non seulement directement, mais encore en gênant la circulation pelvienne : j'aurai l'occasion de discuter cette manière de voir.

J'arrête là la liste déjà longue des *causes médicales* pouvant engendrer l'hémorrhagie utérine. Si j'y ai si longuement insisté, c'est que je tenais à en montrer l'infinie diversité capable de dérouter le clinicien le plus habile. De plus, chez les jeunes filles, les chances d'infection, d'origine extrinsèque, étant infiniment réduites, la majo-

1. Nigel Stark. *Some less common causes of menorrhagia* (*Glasgow med. Journal,* 1890. *Revue de Hayem,* 1890, p. 161).

rité de ces cas pourra rentrer dans l'une des classes pré-
cédentes; chez les femmes au contraire les causes de
contamination ne sont que trop nombreuses, et c'est
elles qui fourniront la majeure partie du contingent des
métrites vraies.

J'arrive à la seconde catégorie de faits : ce sont les
métrorrhagies des vierges que l'on peut qualifier de
chirurgicales, extrinsèques, symptomatiques ; la plupart
d'entre elles sont fonctions de métrite. Je n'hésite pas
d'ailleurs à déclarer de prime abord que ce sont les cas
de beaucoup les plus rares ; en tout cas la grande majorité d'entre eux ne correspondent pas au type clinique
bien net que j'ai tenu à bien poser dès le début.

Ici, par définition, c'est l'utérus et les annexes qui font
les frais de l'étiologie. Au premier rang il convient de
placer les malformations et déviations utérines dont le
rôle pathogénique est admis par Pozzi; dès lors, sténose
congénitale du col, flexions, déviations, dysménorrhée
membraneuse sont cause d'hémorrhagies chez les vierges. A vrai dire, ces dispositions anatomiques ne sont pas
rares, mais je crois qu'il y a une autre façon de les interpréter.

Je me suis déjà expliqué sur les fibromes interstitiels
de Chéron et Batuaud ; les *tumeurs abdominales* peuvent
donner lieu à des métrorrhagies symptomatiques, mais
elles sont une rareté chez les jeunes filles et c'est un
vrai cas tératologique que celui rapporté par Johannesen (1)
d'un sarcome pelvien chez une fillette de 11 mois.

1. Johannesen, *Journal de clinique et thérapeutique infantile,*
1897, p. 971.

Castan   4

Restent les *tumeurs de l'ovaire*, et, effectivement dans une de mes observations Quénu a pu trouver un ovaire kystique dont il fait la cause de l'hémorrhagie. Pour n'être pas douteux, le fait doit être rare ; il est vrai que le plus souvent les moyens d'investigation clinique sont insuffisants pour nous renseigner sur l'état réel de cet organe, mais dès lors, par suite du mécanisme que j'expliquerai à la pathogénie, il s'agit en réalité de cas relevant de troublés internes et généraux. On peut donc considérer ces faits au moins comme à cheval sur les deux grands groupes étiologiques. Quant aux *apoplexies ovariennes* admises par Dupuy, elles doivent être d'une extrême rareté, et dans tous les cas reconnaître elles-mêmes une autre cause : Richardière en a recueilli en 1882 une observation dans le service d'Empis ; c'était une femme de 20 ans, morte de métrorrhagie déterminée par une congestion ovarique intense et à l'autopsie de laquelle on trouva des foyers hémorrhagiques dans les ovaires ; dans l'utérus était un caillot se propageant par les trompes jusqu'au pavillon. Les *abcès des ligaments larges* cités par les auteurs ne paraissent guère admissibles, qu'à la suite d'une infection utérine directe. Les *salpingites* ont été signalées chez les vierges, mais ce sont des cas d'exception.

Reste la grande classe, du moins celle que l'on s'est plu à considérer, à tort à mon avis, comme la plus importante, celle de la métrite vraie, hémorrhagique pour Latour et Lamy, glandulaire et hémorrhagique pour Villate de Peufeuilhoux. J'ai déjà eu, à maintes reprises, l'occasion de dire en quoi l'assimilation de ce dernier auteur des métri-

tes des jeunes filles et des nullipares me paraissait artificielle et fausse ; lui-même ne s'est d'ailleurs fait à cet
égard qu'une demi-illusion puisqu'il avoue, dans une expression pittoresque, décrire la « métrite des demi-vierges. »

Quoi qu'il en soit, ici les lésions de la muqueuse utérine
sont patentes, même macroscopiquement : dans un cas,
avec Latour, l'hypertrophie et les végétations, avec Frœlich et Lamy l'hypertrophie du col avec métrite fongueuse et productions, faisant saillie au museau de tanche, dans
l'autre, avec Villate, douleurs et leucorrhée, beaucoup
plus que métrorrhagies. Dans ces cas, des lésions directes
appellent 'une infection directe, et les causes invoquées
par les auteurs sont infiniment variées, pleines d'impré-
vu et souvent de pittoresque.

Ce sont le *manque de propreté*, la *blennorrhagie vul-
vaire* consécutive au contact de linges souillés ou à des
rapprochements incomplets avec un homme malade, cette
dernière étiologie correspondant plus spécialement à la
forme demi-virginale de Villate ; ce sont les *exercices vio-
lents*, la danse, l'équitation, la bicyclette.

« Quant à l'usage de la bicyclette, dit l'auteur, il nous
semble mauvais de tous points chez la jeune fille, car il
produit la trépidation, l'excitation génésique.... » L'opinion paraît bien contestable et, chose curieuse, c'est par
ce mauvais usage qu'une malade de Quénu a trouvé la
guérison de métrorrhagies rebelles.

Les *promenades à cheval* n'ont pas trouvé grâce devant les auteurs, et *l'usage de la machine à coudre à
pédales*, a été incriminé par Pozzi lui-même. Je dirai ce

que je crois vrai dans ces affirmations, et comment l'action de ces circonstances peut être interprétée autrement que par un traumatisme local. D'ailleurs Villate de Peufeuilhoux y joint le mauvais état général, l'hygiène défectueuse et les *ateliers des parisiennes* : cette dernière condition étiologique me laisse sceptique, et je conçois des doutes cruels au sujet de la seule influence de l'atetelier sur les débauchés trottins parisiens, à moins que l'on n'invoque la promiscuité qu'il établit entre ses pensionnaires.

Pour en finir, une des causes le plus souvent invoquées de métrite virginale réside dans la *masturbation* et les habitudes de *saphisme*. Sans vouloir en aucune façon me faire l'avocat de la vertu des jeunes filles, je crois que le rôle étiologique de ces manœuvres a été singulièrement exagéré, et le bon aspect général des malades que j'ai eu l'occasion d'examiner, me laisse, au moins pour les cas dont je m'occupe, des doutes sur la fréquence qu'on lui attribue.

CHAPITRE V

PATHOGÉNIE

Le nombre considérable de causes invoquées permet à lui seul de comprendre combien complexe peut être l'étude pathogénique des hémorrhagies utérines des vierges. C'est pour l'avoir trop simplifiée, que plusieurs auteurs n'ont traité qu'un côté de la question.

Courty écrit : « Les métrorrhagies essentielles se produisent par une action que quelques auteurs, par exemple M. Jaccoud, ont appelée mécanique, parce qu'ils se sont attachés à la caractériser par la cause prochaine, l'augmentation de la pression artérielle ou veineuse, plutôt que par la cause éloignée, quelquefois morale, qui en est le point de départ ». Cette augmentation de pression, dit Dupuy, avec l'action des vaso-moteurs, nous explique le mécanisme de l'hémorrhagie ; mais elle a elle-même une autre cause ; c'est elle qu'il importe de rechercher.

Les auteurs qui rapportent les formes virginales à un type anatomique commun, hypertrophie du col, fongosités, métrite glandulaire n'ont pas de peine à fournir l'ex-

plication de la maladie ; il y a, dit Villate de Peufeuilhoux
« hypersécrétion des glandes de la muqueuse, produite par
une exagération d'activité des cellules glandulaires, d'où
gonflement de la muqueuse. Ce gonflement augmente
l'étroitesse du col; il en résulte une rétention de mucus
qui causera des coliques expulsives.... »

Les auteurs, pour expliquer cette rétention utérine, admettent les vices de conformation, les déviations de l'organe, les tumeurs du voisinage, la *coprostase et la dilatation prolongée de la vessie*. Pour ce dernier cas, je dirai
comment on peut mieux interpréter la coprostase; quant
à la dilation vésicale, tenant, je pense, aux dures exigen-
ces des conventions sociales imposées aux vierges comme aux femmes en général, leur action ne peut-être que
bien temporaire et incapable de créer la lésion, d'autant
plus qu'elle a chance de ne se produire qu'à des interva-
les assez éloignés.

Quoi qu'il en soit, ces conditions ne peuvent que créer la
prédisposition, la cause directe se réclame de l'intervention microbienne. Voici comment M. Pozzi l'explique :« Il y
a des staphylocoques, *domestiqués*, pour ainsi dire, par
leur habitation dans les voies génitales, qui ont perdu
leur virulence, mais peuvent devenir très rapidement vi-
rulents dans certaines circonstances favorables... Certaines
conditions mécaniques favorisent beaucoup l'infection de
l'utérus... La période des règles peut la rendre possible. Ce ne sont pas du reste seulement les microorganismes, habitant normalement le vagin qu'un cathété-
risme peut introduire dans la cavité utérine. *Nous vivons,
dans les grandes villes, au milieu de germes pathogènes..*

L'exaltation des propriétés nuisibles des germes pathogènes sommeillant dans les parties génitales saines de la femme ne pourrait-elle pas être provoquée par un autre mécanisme ? La débilitation générale, le traumatisme, en
entravant l'action phagocytaire, peuvent lever la barrière
qui sépare les germes de la cavité utérine. *Ainsi s'expliquerait peut-être l'influence non douteuse des maladies générales*, fièvres éruptives, etc... »

Donc, même pour les formes nettement microbiennes,
M. Pozzi fait des réserves au sujet de l'influence de l'état
général. Il les fait, parce que la présence de germes dans
la cavité utérine constitue une extrême rareté, malgré
leur présence dans le vagin et à la vulve « succursale de
l'anus » suivant une pittoresque expression de M. Guyon.
De fait, chez ma malade, tous les ensemencements ont
été négatifs, et cependant ici on ne pouvait considérer
l'utérus comme sain. Ceci dit, je ne crois pas qu'une métrite vraie avec douleur et *leucorrhée*, puisse se produire
en l'absence de microbes, et les dissertations de Martineau
sur les diathèses, scrofule, arthritisme, herpétisme, chlorose, syphilis, tuberculose, etc., montrent simplement que
la perspicacité du clinicien avait deviné l'influence de l'état général, mais sont forcément artificielles puisqu'elles
veulent créer de toutes pièces l'entité morbide. Or, chez la
femme, les occasions de contagion directe sont nombreuses et fréquentes, et somme toute, quelles sont les deux
causes les plus communes ? la puerpéralité et la blennorrhagie, cette dernière combien fréquente, tribut payé à
tant de *gouttes* ignorées ou méprisées. Voilà deux conditions capitales, englobant à elles seules l'immense majo-

rité des cas, qui font défaut chez les vierges, (je fais exception bien entendu pour la *métrite des demi-vierges*), c'est donc dans un autre ordre d'idées qu'il faut pousser les investigations.

Voyons ici quelques observations des auteurs qui ont étudié la *métrite des vierges*. L'observation I de Villate de Peufeuilhoux, due au Dr de Grandmaison a trait à une demoiselle de 22 ans, qui eut des métrorrhagies abondantes, et un *écoulement muco-purulent*. Elle n'avait *jamais pris de soins de propreté*. Que la saleté renforcée puisse, à elle seule, finir par déterminer la métrite, j'aurais mauvaise grâce à ne le point reconnaître : je veux seulement croire que c'est une extrême rareté.

L'observation II, d'après Schwartz, est celle d'une domestique, qui *aurait eu le diabète à* 12 *ans* ; cette tare jointe à un vagin double empêchant un drainage suffisant de l'utérus, suffit à expliquer les écoulements. Ici, il y avait des *douleurs violentes dans le côté droit*, et la laparotomie permit de constater un ovaire kystique avec trompe obstruée.

Enfin, l'observation III, d'après de Grandmaison, se rapporte à une vierge de 24 ans, *neurasthénique renforcée* et *extrêmement constipée, à état général très mauvais*.

Lamy, qui, lui aussi, fait jouer le principal rôle aux lésions utérines, présente une série d'observations de jeunes filles bouffies, chlorotiques, avec antécédents tuberculeux ou arthritiques, ayant souvent elles-mêmes un passé scrofuleux, (engorgements ganglionnaires, ophtalmies).

Si j'ai passé en revue ces divers cas, c'est qu'ils se rapportent au type métritique, et j'ai tenu à montrer que, même dans ces formes, il y a une tare constitutionnelle ou héréditaire : seulement ici la pénétration de microorganismes *venus du dehors* et par l'intermédiaire du vagin paraît nécessaire à la réalisation du type. Je n'y insiste pas davantage, car ils sortent un peu de mon cadre, et si je les ai signalés, c'est qu'ils démontrent la nécessité d'un examen général, souvent négligé par les auteurs, au même titre que les cas, que j'étudierai tout à l'heure, où, alors, l'examen général est tout.

Reste donc la grande classe des métrorrhagies essentielles des jeunes filles, celles où l'examen physique n'a rien révélé. Cette dernière proposition ne s'applique pas, bien entendu, aux cas où l'on croit percevoir une lésion de l'ovaire : je réserve leur interprétation pour plus tard.

Dans les formes *médicales*, je vais passer en revue quelques types principaux, et voir comment les auteurs ont interprété la production de l'hémorrhagie.

Dans les maladies du cœur, voici comment M. Dalché comprend le phénomène : « La congestion sanguine se fixe sur le foie ou le rein, de par le fait d'une tare antérieure, alcoolisme, lithiase, goutte ; elle se fixe sur l'utérus de par le fait d'un molimen cataménial vigoureux. Dans un organisme dont la nutrition générale n'est pas compromise par la maladie de cœur, une ovulation normale stimule l'utérus, les règles s'établissent et dépassent alors la durée et la quantité ordinaires ; mais, que cette nutrition générale soit troublée par de graves complications asystoliques, *les fonctions si délicates de l'ovaire en ressentent les effets,* l'ovulation s'arrête, devient pénible, défectueuse, demeure insuffisante.... l'aménorrhée succède à ce travail à peine ébauché. » Pour expliquer les métrorrhagies de la puberté, il invoque le développement rapide de l'utérus et des annexes, les premières poussées de la fluxion menstruelle localisant et exagérant la stase sanguine d'origine cardiaque. Cette évolution génitale est bien séduisante, encore ne faudrait-il pas y attacher trop d'importance, puisque dans deux de nos observations au moins, et dans bien d'autres cas, les pertes sanguines ne sont survenues que plusieurs années après l'instauration menstruelle régulière jusque-là.

Mais la maladie de cœur ne peut créer, à elle seule, la métrorrhagie, puisque d'ailleurs c'est là une complication somme toute exceptionnelle. M. Dalché l'a bien compris : « L'action des cardiopathies sur la matrice est aidée non-seulement, dit-il, par une lésion utérine ou péri-utérine, mais encore par la coexistence *d'une maladie qui peut s'accompagner elle-même de métrorrhagies, la constipation chronique,* les hémorroïdes, l'entéroptose, les affections du foie, etc... » Il invoque aussi à juste titre l'endocardite, le rhumatisme, et a observé un cas de métrorrhagie consécutif à une endocardite d'origine varioleuse. J'ajouterai que la lésion cardiaque, pour s'établir, a pu nécessiter l'intervention de cette même endocardite, d'une infection, que le rétrécissement mitral se complique souvent de tuberculose pulmonaire, toutes conditions qui, à une époque antérieure, ou au moment même de l'apparition de l'hémorrhagie ont pu altérer la crase sanguine. En somme M. Dalché est un de ceux qui ont fourni, pour un cas spécial, l'explication la plus plausible du phénomène. Je renverserai seulement sa proposition ; la maladie de cœur est incapable à elle seule de produire la maladie utérine ; étant donné d'autre part que celle-ci peut exister en l'absence de toute lésion cardiaque, lorsque une seule des conditions considérées par M. Dalché comme adjuvantes et accessoires se trouve réalisée, je crois non pas que la maladie de cœur est *aidée* par la toxhémie, mais que cette dernière est le fait capital et trouve dans la lésion cardiaque un adjuvant utile, mais dont elle pourrait se passer. Au surplus ce n'est pas seulement par son action sur la circulation que la cardiopathie peut agir, puisque ce sont les premières phases, de bonne compensation, qui sont surtout fertiles en accidents utérins ; elle a aussi, à elle seule, une influence néfaste sur la nutrition générale, en amenant une mauvaise irrigation de l'organisme, et gênant la circulation dans les viscères ; elle favorise donc l'accumulation de substances toxiques.

La même interprétation convient aux maladies du foie, malgré leur action sur la circulation abdominale : ici encore, ce sont les lésions entravant le moins cette circulation qui provoquent le plus la métrorrhagie; les cirrhoses n'en révendiquent qu'un bien petit nombre de cas ; en revanche elle est fréquente dans l'ictère catarrhal, dont nous connaissons aujourd'hui l'origine nettement infectieuse ; pour les faits consécutifs à la lithiase, on peut invoquer sans doute un réflexe vaso-dilatateur parti des conduits hépatiques, mais plus souvent, je pense, un certain degré d'angiocholite infectieuse concomitante.

Dans les deux groupes précédents de faits, l'intoxication de l'organisme est plus difficile à dépister, en raison de la corrélation immédiate que l'on est tenté d'établir entre l'hémorrhagie et l'action directe de la maladie concomitante sur la circulation. Pour les autres cas, la toxhémie ou l'infection sont manifestement seules en cause. Tel est le cas des maladies du rein, dont l'action toxique générale et hémorrhagipare en particulier est bien connue : on y trouve l'épistaxis, les hémorrhagies cérébrales, broncho-pulmonaires, rétiniennes, intestinales, l'hématurie ; j'ai cité des cas de métrorrhagies vaginales reconnaissant nettement cette origine.

A côté des lésions rénales on peut placer la chlorose : ici encore, l'intoxication, bien que relevant d'un mécanisme peu connu, n'est pas douteuse. Gaullieur l'Hardy qui a étudié la pathogénie des métrorrhagies relevant de cette origine, les a divisées en deux groupes principaux, le premier correspondant à toutes les formes, même la chlorose accidentelle, et liées à un trouble vasculo-nerveux de l'utérus (?) : elles seraient alors d'origine névropathique (?). Il rapporte le deuxième groupe aux malformations, aux vices d'évolution génitale souvent observés chez les chlorotiques et les subdivise en ménorrhagies par hyperplasie et par hypoplasie sexuelle : dès lors, la théorie mécanique reprend le dessus. Ce peut être là une cause médiate, mais la cause originelle vraie n'est-elle pas plutôt la toxhémie, ici facile à constater même sous le microscope à l'examen du sang et que les vices d'éli-

minations, les excès de tyrosine de l'urine, le *ralentisse-*
ment de la nutrition justifient amplement ? Dès lors, il
devient inutile d'établir tant de groupes et d'avoir recours
à des explications embrouillées et peu nettes au moins
pour l'un d'entre eux; aucune forme de la chlorose n'é-
chappe à l'auto-intoxication, tous les types la déterminent
et les métrorrhagies en sont la conséquence directe.

Le même raisonnement s'applique à toutes les maladies pouvant produire un vice de nutrition, et leur nombre
est infini, je n'y insiste pas davantage, les ayant énumé-
rées en partie à l'étiologie; je veux seulement m'expliquer
sur la *coprostase*. C'est là un fait relaté dans toutes les
observations où on l'a recherché : mes deux cas n'y ont
pas échappé. Au surplus, bien des auteurs admettent son
influence, seulement, la constipation habituelle a pour
eux une action mécanique pure, produisant la stase sanguine du petit bassin; ici encore comme pour le cœur,
l'action circulatoire directe embrouille la netteté de l'interprétation. Cette gêne circulatoire pour n'être pas douteuse, a certainement été exagérée : qu'elle localise l'hémorrhagie, c'est probable, qu'elle la produise, c'est là un
fait plus difficile à concevoir. Au surplus, on la relève
souvent comme cause hémorrhagique à grande distance,
et M. Panas, qui connaît bien ces faits, ne manque jamais
au cas d'hémorrhagies rétiniennes ou vitréennes, d'inter-
roger soigneusement ses malades sur la facilité et la consistance de leurs garde-robes. En effet, la coprostase
produit la stagnation, dans l'organisme, de produits éminemment toxiques destinés à être éliminés; les ptomaïnes,
tous les dérivés de la putréfaction, composés azotés, phé-

nols, indol, scatol, etc... restent dans l'intestin un temps plus ou moins long, et une partie au moins en est absorbée, d'où production d'accidents variables, c'est la *stercorémie*. C'est là la cause majeure de l'hémorrhagie, de plus ici, certainement, la localisation fréquente à l'utérus, est facilitée par la gêne concomitante apportée à la circulation de cet organe.

Dans la même classe étiologique, on peut faire une place à la tuberculose, bien moins, peut-être jamais, comme lésion utérine locale, puisque les cas en sont très rares, que comme maladie générale dont les microbes déversent leurs toxines dans tout l'organisme.

Pour ce qui est des maladies pyrétiques infectieuses, il est certain que l'on peut être bref pour expliquer une action évidente par elle-même. Elles peuvent soit donner naissance à des embolies microbiennes, soit distribuer leurs germes à l'organe, plus souvent sans doute agir par leurs toxines et encore par l'influence fâcheuse qu'elles exercent sur la nutrition générale. Mais elles ne devraient guère nous préoccuper, car les métrorrhagies sont un simple épiphénomène que la guérison de la maladie fera disparaître, au moins pour un certain temps : dès lors leur origine sera facile à dépister. J'ai fait cependant une réserve, parce qu'il n'est guère possible d'admettre que ces affections aient atteint l'organisme sans le débiliter pour une période plus ou moins longue, quelquefois pour toujours, modifier ses échanges organiques, laisser une lésion de certains organes, altérer la crase sanguine : dès lors, que, bien longtemps après, la métrorrhagie se produise, et il sera bien difficile d'en retrouver l'origine, si l'on n'a soin d'étudier minutieusement le passé pathologique du sujet, d'où la nécessité d'une enquête complète et scrupuleuse.

L'hérédité trouve une explication analogue : dans la plupart des observations, il y a des antécédents de cet ordre. Les manifestations de cette nature sont infiniment variables et mobiles, et l'on connaît bien aujourd'hui les tares ou les prédispositions morbides léguées par l'arthritisme, on sait combien les états qu'il crée sont dissemblables à travers les générations ; il en est de même pour la syphilis. Or, les descendants, sans présenter même quelquefois aucune révélation organique de la lésion originelle, peuvent avoir du moins cette dyscrasie sanguine, ce ralentissement de la nutrition qui échappent au clinicien. L'hémorrhagie utérine dès lors a sa source dans les tares des ascendants.

Dans une autre série de faits, l'auto-intoxication se trouve réalisée de toutes pièces, même en l'absence de toute tare organique actuelle, antérieure ou héréditaire. Je fais allusion aux métrorrhagies signalées par les auteurs à la suite d'une brusque suppression des règles par le froid, par une émotion, une frayeur. Le flux menstruel est, pour la femme, un émonctoire de premier ordre qui la débarrasse d'une foule de principes toxiques : que, pour une raison quelconque, ce flux vienne à être interrompu, les poisons non éliminés, s'accumulent dans l'organisme, et, par un cercle vicieux, vont produire l'hémorrhagie.

La même explication convient aux cas de malformations de l'utérus, atrophies congénitales, oblitération du col, sténose et même déviations. Le sang ne trouvant pas

une voie d'écoulement suffisante, ne peut s'échapper ; les
règles sont douloureuses, incomplètes, diminuées ; puis,
tout-à-coup les principes toxiques non éliminés s'étant
accumulés dans l'organisme, il y a une débâcle sanguine
et la métrorrhagie est constituée. Les même méfaits sont
imputables à la dysménorrhée membraneuse, aux tumeurs
du petit bassin, aux salpingites constatées chez les vierges, le plus souvent d'origine endo-infectieuse et pouvant
alors avoir le double résultat de troubler la circulation
utérine et de déverser dans l'organisme des produits
toxiques. La circulation est entravée, souvent par com-
pression ou obstacle, le drainage est insuffisant et le
sang non éliminé va exercer son action néfaste par le
mécanisme signalé. Il n'est pas besoin d'insister longuement, pour montrer qu'en dépit de la lésion apparente,
semblant donner à elle seule l'explication du phénomène,
la source de l'hémorrhagie est plus haut et que ces faits
n'échappent pas à la théorie de l'auto-intoxication. C'est
peut-être là l'explication des cas dans lesquels les plus
minutieuses investigations ne permettent de retrouver
aucune tare morbide antérieure ou héréditaire. Le critérium du seul traitement médical n'est même pas une
objection ; en effet, d'abord il peut favoriser par d'autres
voies, sueur, urines, etc..., l'élimination des principes
toxiques versés dans le torrent circulatoire ; en outre
dans certains cas, en activant les échanges organiques
et régularisant les fonctions, il peut favoriser le développement jusque-là incomplet du système génital : ceci
est vrai des cas d'infantilisme souvent signalés.

L'utérus augmentant ses dimensions, agrandissant sa

cavité, est plus facilement drainé ; le flux physiologique devient suffisant et la métrorrhagie se tarit ; à vrai dire, les cas de tumeur comprimant l'organe échappent à cette explication, mais je répète qu'ils sont d'une extrême rareté, quasi tératologiques.

Mais on peut, je crois, aller plus loin encore. Les formes virginales de métrite polypeuse, qui paraissent à elles seules réaliser l'hémorrhagie, exercent en même temps par leurs nombreuses végétations, un obstacle au libre cours du sang utérin ; les hypertrophies du col avec fongosités de Frœlich ont une action analogue, et de plus ici l'utérus a un type infantile ; les formes cervico-glandulaires de Villate de Peufeuilhoux créent encore la stase : quoi d'étonnant que, même dans ces cas, l'intoxication par *regorgement* du sang menstruel se produise et puisse soit produire, soit augmenter l'hémorrhagie. La lésion primitive est nettement microbienne, le symptôme consécutif peut être toxique. En outre, dans ces cas, le mauvais état général, la saleté, les habitudes contre nature débilitant le système nerveux, et même, si l'on veut, l'atelier confiné, la machine à coudre, surajoutent leur action. Ainsi sont réalisées des formes mixtes que l'infection seule serait incapable de produire.

Quoi qu'il en soit, les vices de conformation et les fréquentes déviations, anté et rétro-flexions, la dysménorrhée, appellent la localisation de l'hémorrhagie. En effet, l'objection facile à la théorie de l'endo-infection, c'est de dire que rien n'explique pourquoi l'hémorrhagie se fait plutôt par l'utérus que par une autre voie. A cela je répondrai d'abord que, chez la femme, il n'est rien d'étonnant qu'un organe essentiellement vasculaire, spongieux, renfermant dans ses mailles de très nombreuses lacunes veineuses, saignant physiologiquement, ait plus de tendance que tout autre à perdre une quantité de sang plus abondante, sous l'influence d'une auto-intoxication, de plus, dans ces cas, les autres hémorrhagies ne sont pas rares, et M. Panas instruit depuis longtemps, pour leur assigner même origine, le procès des épistaxis juvéniles, dont les parents ne se préoccupent guère et qui sont d'origine manifestement endo-infectieuse : dans ces cas, la bilatéralité est un élément important de diagnostic étiologique : ce signe ne pouvant exister pour l'utérus, force nous est de rapprocher simplement l'origine des hémorrhagies.

Ces réserves faites, je reconnais donc que les déviations ou malformations peuvent avoir un rôle localisateur et il est certain qu'elles sont fréquentes chez les vierges. Prenons pour exemple la rétroflexion. Si une tare organique existe, elle va aider celle-ci à provoquer l'*épistaxis utérine*. Mais bien plus, elle peut à elle seule créer à la fois la dyscrasie et la localisation. En effet, en dehors de son action sur l'utérus, elle agit sur le rectum qu'elle comprime, produit la constipation et la stercorémie ; l'intoxication est constituée et va donner le primum movens au processus hémorrhagique, la déviation va l'appeler sur l'utérus ; elle a réalisé les deux termes du problème.

Le fait est patent, chez la malade du service de Quénu que j'ai curettée : elle avait une rétrodéviation manifeste et une constipation se prolongeant jusqu'à 8 jours de suite ; le curettage a eu d'abord pour première action de redresser l'utérus : or, fait remarquable, dès ce moment là

constipation a disparu, et les hémorrhagies avec elle.
C'est peut-être là l'explication des succès nombreux dûs
en pareil cas à cette opération. Dupuy en cite plusieurs
exemples, et l'on peut penser que, dans les cas où la
guérison persiste, c'est à ce seul phénomène qu'elle est due,
le râclage utérin ne pouvant en aucune manière avoir
une action au moins durable sur une maladie sans lésion
métritique.

L'explication des métrorrhagies d'origine hystérique,
comme dans l'observation si suggestive d'Eustache, est
infiniment plus difficile ; on sait d'ailleurs, combien tous
les phénomènes présentés par ces malades déjouent les
raisonnements les plus savamment édifiés. Toutefois,
toutes les hystériques ne présentent pas cette complication ; c'est même l'exception, dès lors, il est permis de
supposer que celles chez lesquelles on la rencontre
possèdent conjointement une prédisposition morbide :
elles peuvent avoir elles aussi une cause de toxhémie,
d'ailleurs justifiée par le mauvais état général et les vices
d'élimination ; qu'à cela se joigne une malformation de
l'organe, plus fréquente ici que partout ailleurs, et les
conditions pathogéniques vont se trouver réalisées. En
outre, la secrétion physiologique de l'ovaire, souvent
modifiée, peut exercer une action toxique.

Tel est l'ensemble des faits : l'analyse des observations
ne fait que corroborer la théorie. Je rapporterai un cas
de Dupuy pour l'étayer mieux encore.

C'est celui d'une jeune fille de 10 ans, dont deux
grand'mères sont mortes de cancer, le père, 52 ans, a eu
des attaques épileptiformes et des hémoptysies ; la mère

a une maladie du foie avec ascite. La malade a eu la rougeole à 8 ans ; elle a été toujours pâle et n'a jamais bien digéré. Réglée à 15 ans 1/2, elle perdait 8 à 10 jours. En 1888, elle eut une hémorrhagie considérable pendant un mois ; en 1891 nouvelle hémorrhagie ; à l'examen on trouve de la névropathie, des céphalées, des douleurs dorsales et lombaires, des palpitations de cœur sans lésion, de la dyspepsie, des digestions pénibles, de la pesanteur épigastrique, du ballonnement du ventre, une *constipation opiniâtre* ; les réflexes de l'arrière-gorge disparaissent par intermittences. Le 20 octobre, à la 4e réapparition des règles, hémorrhagie très abondante ; elle reste dans le sang jusqu'au 11 novembre, puis entre à l'hôpital. Le toucher ne permet de constater aucune anomalie du côté des organes génitaux. Le 10 décembre on pratique le curettage : le *tissu utérin est sain partout* : à la suite du curettage les hémorrhagies ont cessé et la guérison s'est maintenue.

Une autre observation, due à M. Régal, a trait à une tuberculeuse.

Quand on ne retrouve pas dans les observations de tares générales, c'est que le plus souvent les examens ont été incomplets, que les auteurs n'ont pas été dirigés par cette idée dominante qu'il faut passer une revue minutieuse de tous les organes, de toutes les fonctions ; on ne saurait pousser jamais trop loin les investigations, car il est facile de comprendre combien la maladie originelle, réduite quelquefois à un seul symptôme ou dépourvue même de tout signe apparent est susceptible d'échapper facilement. Les urines doivent toujours être analysées ;

elles devraient même l'être d'une façon complète, cette
constatation pouvant seule permettre de juger de l'état de la
nutrition du taux des oxydations organiques ; l'étude de
leur toxicité serait de haute importance et il ne serait même
pas inutile d'étudier la toxicité du sang des règles, du sérum sanguin. C'est seulement en entrant délibérément dans
cette voie que l'on pourra arriver à une conception nette du
phénomène pathologique. Puis, il y a des faits qui échappent, ou qu'une interprétation erronée fait rapporter à de
fausses causes : tel l'état gastrique, dont on a de suite
tendance à faire un terme du syndrome métritique, alors
qu'il peut être primitif ; or la dilatation de l'estomac a une
action hémorrhagique générale manifeste : M. Panas a
observé un hématome de l'orbite chez un petit garçon présentant une dilatation énorme. Peut-être aussi quelques
faits où l'on a noté la *toux utérine* n'étaient-ils qu'une
tuberculose commençante et ayant déjà produit l'intoxication générale.

Il faudrait maintenant se demander quel est le mécanisme direct de l'hémorrhagie ; mais ici, les difficultés abon-
dent, puisque l'anatomie pathologique est muette, au moins
dans mon cas, le seul à ma connaissance où l'examen
histologique ait été pratiqué. Tout ce qu'on en peut dire
c'est qu'il y a une abondante infiltration sanguine dans
toutes les parties de la muqueuse : les dégénérescences
conjonctives lui sont manifestement secondaires, et l'épithélium et les glandes sont sains ; les vaisseaux eux-mêmes ne semblent ni augmentés en nombre, ni lésés. Peut-
être le poison organique produit-il une friabilité spéciale
de leurs parois, sans lésion apparente, et, baignées par

un sang chargé de principes toxiques, celles-ci se laissent-elles traverser ? Il est en somme impossible de sortir du champ des hypothèses ; le seul point sur lequel le microscope confirme la théorie, c'est sur l'origine manifestement sanguine, dyscrasique, de la maladie, sans les lésions de métrite qui ne manquerait pas de réaliser une infection exogène. C'est là ce qui me paraît établir un lien entre ces formes et les dégénérescences angiomateuses de Quénu. Cet auteur admet, pour les expliquer, une infection ayant pénétré plus profondément que les glandes, et, *pour des raisons inconnues*, se localisant sur l'élément vasculaire. Comme la muqueuse est normale, il est difficile de comprendre comment des microbes ont pu pénétrer dans la profondeur sans léser la superficie : Schmid pense que la partie superficielle de la muqueuse a pu être guérie par le traitement, mais c'est là une explication bien aléatoire, et il semble plus rationnel de supposer qu'il s'agit encore ici d'une infection ou intoxication d'ordre général. Une des observations rapportées par Schmid, d'après Pichevin et Petit, a trait à une femme qui eut des métrorrhagies consécutives à une *fièvre typhoïde* et dont l'utérus présentait la dégénérescence angiomateuse ; dans une autre observation on relève encore la même maladie ; c'est là un simple rapprochement que j'ai tenu à établir, sans vouloir en tirer d'ailleurs de conclusions trop péremptoires, puisque je n'ai aucune expérience personnelle des faits de dégénérescence vasculaire de l'utérus.

Pour me résumer je dirai : les métrorrhagies dites essentielles des jeunes filles me semblent sous la dépen-

dance d'un état infectieux ou toxique de l'organisme. Si
cet état n'est pas plus souvent mentionné, c'est apparem-
ment que bien des auteurs ne l'ont pas recherché, c'est
aussi que nous connaissons trop insuffisamment tous les
phénomènes de la nutrition intime des tissus et les conditions susceptibles de pervertir cette nutrition. L'hémorrhagie peut être localisée à l'utérus par des conditions
anatomiques ou étiologiques spéciales, certaines d'entre
elles, coprostase, tumeurs du petit bassin, pouvant à
elles seules produire et la toxhérine et la localisation ;
mais ces conditions sont accessoires et nullement indis-
pensables. Les observations, l'examen microscopique
prouvent nettement le bien fondé de cette théorie. Quant
au mécanisme direct, à la lésion immédiate, nous en igno-
rons encore la vraie nature.

S'il m'était permis de pousser plus loin les investigations pathogéniques, je dirais peut être, que de l'étude des
faits semble se dégager la notion que le processus toxique l'emporte sur le processus infectieux direct, peut-
être même qu'il est seul en cause. Je m'explique : il ne
s'agit pas très probablement d'embolies microbiennes
toutes les cultures tentées avec le sang restant stériles
et la forme profuse de l'hémorrhagie étant peu favorable
à cette conception ; en outre les maladies par ralentissement de la nutrition revendiquent à elles seules la majorité des cas, ainsi que les lésions purement toxigènes
du cœur, du foie, des reins, du tube digestif. D'autre
part, dans les maladies microbiennes, ce n'est pas le
microbe lui-même transporté *in situ* qui crée la maladie,
mais bien les toxines qu'il fabrique, chariées par le sang.

Ces toxines, ces poisons de l'organisme, leucomaïnes, ptomaïnes, produits d'oxydation incomplète, peuvent, par action réflexe produire la vaso-dilatation générale de l'organe, ou, plus probablement, agir sur la paroi même des vaisseaux, la rendre plus friable, et favoriser ainsi l'extravasation sanguine, peut-être même les deux processus agissent-ils concomitamment dans ce but. Quant au mécanisme invoqué par certains auteurs pour expliquer les hémorrhagies en général par la nécrose préalable des éléments anatomiques de l'organe, théorie soutenue par Bar en particulier pour expliquer les hémorrhagies de l'éclampsie, ici, l'examen anatomique ne permet pas de l'adopter : au surplus, Bar lui-même contredit sa théorie, puisque dans un cas d'éclampsie où l'enfant vint à terme pour succomber au bout de quelqnes minutes, il trouva une inondation sanguine péritonéale très abondante, peu compatible avec une nécrose qui eût dû être généralisée (Bar, cours inédit).

Je n'ai pas besoin d'insister sur ce fait, qu'il ne s'agit en somme, dans les cas dont je m'occupe, que d'un phénomène bien connu de pathologie générale : les hémorragies infectieuses et toxiques ont aujourd'hui droit de cité, et chacun s'applique à les approprier à une catégorie de faits : c'est ce que mon maître Panas enseigne tous les jours en pathologie oculaire et il a exposé ses savantes vues dans un remarquable rapport, présenté au congrès de 1897 de la Société française d'ophtalmologie, sur le « rôle de l'auto-infection dans les maladies oculaires ».

J'en aurais fini avec cette pathogénie déjà longue, si mon maître, Quénu, ne m'avait soumis, ces derniers temps, sa manière de voir, sur le mécanisme des métrorrhagies virginales. Je tiens à rapporter en détail la théorie, parce qu'infiniment séduisante, et émanant d'une autorité incontestée.

Quénu tient le plus grand compte, dans sa conception du mécanisme, de la production physiologique du flux menstruel. Or il est incontestable que celui-ci ne peut être rapporté à une action sur le seul utérus, et que l'ovaire joue le principal rôle dans sa réalisation : si des faits de persistance des règles ont été signalés après castration, c'est sans doute, comme le fait observer Pozzi, que les malades n'ont pas été suivies assez longtemps après l'opération. D'autre part, dans la production de l'hémorrhagie menstruelle, il est impossible de faire, de la seule rupture du follicule, la source du flux sanguin abondant. Il se passe donc là en réalité un phénomène plus complexe, réflexe parti de l'ovaire et amenant la vaso-dilatation générale du système génital. On sait bien d'autre part que l'ovaire, glande, possède une sécrétion interne exerçant sur la nutrition générale, une incontestable influence. Dès lors, si la glande est lésée, il peut survenir consécutivement des troubles dans le processus, vaso-dilateur. Que sa sécrétion soit exagérée, par exemple, la vaso-dilatation est exagérée parallèlement, qu'elle soit réduite ou tarie et c'est l'aménorrhée qui en résulte. Comme cette aménorrhée a pu, par opposition, être observée, soit dans des cas analogues à ceux qui nous occupent, soit consécutivement aux métrorrhagies, l'explication n'est que très rationnelle.

Donc que l'ovaire soit lésé ou *troublé dans son fonc-*

tionnement, si la secrétion devient plus abondante, au phénomène physiologique, la menstruation, va succéder le phénomène pathologique, la métrorrhagie.

On se trouve donc en présence de deux catégories de faits ; d'une part, la lésion ovarique existe, ovarite, kyste, et la malade du Dr Albot, examinée par Quénu entre dans ce groupe ; d'autre part, la fonction ovarienne est troublée par un vice de nutrition générale, la sécrétion est modifiée et l'hémorrhagie en est la conséquence.

Si l'on tient compte que très souvent une lésion réelle de la glande femelle peut exister, sans être pour cela accessible à l'exploration clinique, que par exemple Schottlaender (1), qui a étudié expérimentalement la tuberculose ovarique, n'a jamais trouvé de lésions macroscopiques bien sensibles, que de nombreux petites kystes sont inappréciables au toucher, on comprendra qu'il soit facile de généraliser l'explication. Seulement, une objection facile à faire à cette série de faits, c'est le critérium du traitement : peu de cas résistent au traitement général ; comment expliquer ce résultat avec des lésions le plus souvent irrémédiables ? C'est alors que Quénu reconnaît à son tour l'influence de l'état général, et consent à faire la plus large part à des troubles ovariques purement fonctionnels, ou du moins à admettre un état de l'organe peu développé, encore rudimentaire et susceptible d'être modifié par une action générale de la thérapeutique sur l'organisme. En fait, les cas ne sont pas rares de métrorrhagies virgina-

1. Schottlaender. 1 vol. in-8. Iéna, Fischer. 1897.

les sur des sujets malingres, présentant un faible développement des organes génitaux, et cependant, ici encore,
on peut objecter à ces faits les hémorrhagies survenant
longtemps après l'établissement des règles, alors que la
fonction ovarienne paraît bien établie.

Quoi qu'il en soit, la théorie de Quénu, très physiologique, est parfaitement admissible et ne diffère pas
sensiblement, en dépit des appparences, de celle de
l'auto-infection. Dans les deux cas, on est obligé de
faire intervenir les tares organiques connues ou ignorées, seulement dans le second, l'ovaire est l'intermédiaire obligé, et c'est sur lui que retentit le vice de la
nutrition. Ainsi conçue, je suis tout disposé à admettre la
théorie.

Mais bien plus ; même dans les cas, fort rares, je crois,
où une lésion anatomique de la glande femelle est cons-
tatable, c'est encore par modification de la nutrition qu'elle
agit. La secrétion ovarienne interne, capable de modifier le
molimen menstruel est en effet pervertie et l'organisme
réagit par l'hémorrhagie utérine ; il élimine en plus grande abondance des produits dont l'accumulation est devenue toxique ; ici l'auto-intoxication est réalisée de toutes
pièces par la maladie ovarique. J'ai hâte de répéter que
ces cas constituent l'exception puisque le plus souvent
les résultats du traitement les démentent, et c'est chose
fort heureuse, car ils ne tendraient à rien moins qu'à faire
poser en principe la castration comme seul remède à la
métrorrhagie.

Comme conclusion de cette longue étude pathogénique,

on peut poser ce principe que mon maître Panas se plaît
à répéter si souvent : « ce n'est que par une connaissance approfondie de la pathologie générale qu'on peut arriver à bien juger des cas spéciaux ».

CHAPITRE VI

Le moment me semble maintenant bien venu de voir la corrélation signalée par tous les auteurs, entre les hémorrhagies de la puberté et celles de la ménopause. Celles-ci ont été interprétées de bien des façons. Dans les cas types, en l'absence de toute métriteconcomitante, ici beaucoup plus souvent existante, mais ne pouvant que réaliser une affection combinée, les pertes sanguines sont profuses, et ne s'accompagnent ni de douleurs ni de leucorrhée : c'est là le tableau que j'ai tracé des hémorrhagies des vierges. De plus, les phénomènes congestifs généralisés consécutifs à la ménopause, au niveau du poumon, du cerveau, de tous les viscères, et pouvant s'accompagner d'hémorrhagies (hématémèses, hémoptysies, rectorrhagies, etc...) indiquent bien que la suppression de l'écoulement physiologique a permis l'accumulation dans l'organisme des principes hémorrhagipares fabriqués par lui. Enfin, dans un certain nombre de cas, on a pu signaler la coexistence d'une tare organique : Dupuy, de Bordeaux, qui en 1897 a consacré sa thèse aux métrorrhagies de la ménopause, cite des cas où cette tare est évidente ; c'est une femme de 75 ans obèse et diabétique ; une autre de 47 ans a eu un père mort rhumatisant, une mère morte avec des pertes utérines ; elle-même a eu 3 fausses-couches et une fièvre typhoïde. Ce sont là des conditions éminemment favorables.

Ici, on a invoqué la vasculo-sclérose, évidente souvent et d'ailleurs relevant elle-même d'une intoxication chronique de l'organisme; Dupuy admet aussi la dégénérescence angiomateuse de Quénu.

Mais une explication bien rationnelle du phénomène est celle que j'ai déjà fournie de certains cas d'hémorrhagies consécutives à la suppression brusque des règles. Normalement, les déchets toxiques de l'organisme sont éliminés par le flux menstruel : la ménopause arrive ; c'est donc une voie d'élimination supprimée ; dès lors, comme conséquence directe de l'intoxication, la métrorrhagie se produit ; puis peu à peu, soit spontanément, soit à l'aide d'un traitement approprié, les principes nuisibles trouvent une autre voie d'élimination, ou bien plutôt, toutes les fonctions se ralentissent, l'ovaire entre au repos, sa secrétion se supprime ; du même coup l'hémorrhagie se tarit.

La relation est flagrante avec les formes virginales : c'est l'auto-intoxication qui régit les deux cas. Ainsi, le printemps et l'automne de la femme brillent des mêmes feux ; au lever et au coucher, le soleil plaque sur l'horizon sa large tache rouge.

CHAPITRE VII

Avant d'aborder l'étude du diagnostic, dont la solution comporte forcément tous les moyens d'investigation clinique, il est une question préalable à résoudre, celle de l'opportunité du toucher vaginal chez les jeunes filles. Les auteurs l'ont résolue en différents sens.

Tout d'abord est-on autorisé à le pratiquer ? Il est évident qu'en présence de ces hémorrhagies tenaces qu'on ne peut rapporter à aucune cause, la première impulsion du médecin est de mettre le doigt dans le vagin pour « *y aller voir* », puis en somme, le salut de la malade paraît en dépendre et c'est quelquefois auprès d'une jeune fille exsangue que le praticien est appelé, or il faut aller au plus pressé. Je crois, à vrai dire, qu'on a beaucoup exagéré les inconvénients de cette exploration : l'hymen, sauf conformation spéciale et rare n'a pas beaucoup à souffrir de l'introduction du doigt ; sa déchirure n'est presque jamais réalisée et il se laisse distendre : dans le cas où j'ai pratiqué le curettage, même après toutes les manœuvres, il était resté presque intact ; sa forme en fer à cheval, la plus fréquente, explique la possibilité de ces faits : la membrane, dont les 2 moitiés sont écartées suit simplement les petites lèvres. Plus discutable encore es l'argument moral de la défloration : outre que la conservation du charme virginal, est chose plus que contestable pour le plus grand agrément de celui qui sera ultérieurement appelé à le cueillir, il est d'expérience malheureusement trop fréquente que les gens de l'art eux-mêmes sont souvent victimes de l'erreur d'interprétation de leurs nerfs sensitifs.

Une autre objection a été faite : c'est la possibilité de provoquer une sensation voluptueuse dont le sujet conservera un doux souvenir, et qu'il cherchera à retrouver plus tard : je suis très sceptique à cet égard, et je crains fort, si le passage de l'index du praticien suffit à provoquer cette volupté, qu'il ne s'agisse d'un système nerveux dont le pouvoir excito-réflexe est vivement exagéré, et qui n'a 'pas attendu la manœuvre chirurgicale pour éduquer ses sensations.

Une dernière objection, plus grave, est la crainte instinctive qu'éprouve la jeune fille, l'émotion qui aurait pu aller jusqu'à la syncope ; c'est là, de la part du médecin, affaire de tact et de persuasion. La malade dont j'ai relaté l'observation, du service de Quénu, opposait dans les premières périodes une énergique résistance, et cependant, avec le temps, j'ai pu me livrer sur elle sans la moindre difficulté à des manœuvres plus brutales et plus compliquées.

L'usage du spéculum a soulevé les mêmes controver-

ses, et il n'est pas jusqu'à des *spéculums pour vierges*
qu'on n'ait inventés. Villate de Peufeuilhoux fait observer avec raison qu'ils sont ou trop grands ou trop petits.

Je crois donc, avec la majorité des auteurs, que le toucher vaginal est parfaitement légitime; le toucher rectal
« seul praticable chez les vierges » disent couramment
les classiques, ne peut fournir que des sensations bien inférieures et est, pour le sujet, souvent beaucoup plus ré-
pugnant.

Comment faut-il pratiquer le toucher ? Villate de Peufeuilhoux, après Fritsch, nous donne une série de règles
méticuleuses à cet égard. Il veut qu'on le pratique debout
pour mieux aborder l'utérus, *sous la robe*, les cuisses le
plus rapprochées possible, pour éviter la distension de
l'hymen ; puis atteindre du premier coup, sans tâtonne-
ments, bien qu'on agisse à l'aveuglette, la fourchette ;
évitez à tout prix de frôler le clitoris ! Ce sont là bien
des détails à tout le moins inutiles ; dans tous les cas le
procédé est bien défectueux, et prête à de nombreuses
critiques. C'est d'abord d'une asepsie plus que douteuse
que de pratiquer un toucher sous les robes sans injection préalable ; c'est une sensation bien obscure sinon
nulle que l'on éprouvera en touchant la femme debout; à
peine atteindra-t-on le col, encore ne sera-t-on que très
insuffisamment renseigné sur son état ; atteindre la fourchette d'emblée, les yeux fermés, constitue une manœuvre de
prestidigitation, et je me suis déjà expliqué sur le frô-
lement du clitoris. Il faut être conséquent avec soi-même,
et, si l'on veut absolument pratiquer le toucher, ne le
faire que dans de bonnes conditions, la femme sur un lit

d'examen, cuisses écartées, bassin légèrement soulevé,
après injection vaginale préalable, avec la plus grande
douceur. On peut ainsi réaliser le double palper, la main
gauche appuyant sur le fond de l'utérus, souvent très
élevé chez les vierges. Sans doute, il est souvent très
douloureux, mais, le cas échéant, on ne doit pas hésiter à
recourir au chloroforme. Cette manière de faire permet
en outre de s'assurer de l'état des annexes bien négligé
dans le toucher timoré :

Toutes ces considérations étant posées, je m'empresse
d'ajouter que je crois le toucher parfaitement inutile dans
la plupart des cas : je n'ai plus besoin d'y insister, les
raisons découlent naturellement des conclusions des précédents chapitres sur la nature du mal et sur sa guérison
presque assurée par les moyens médicaux. Dès lors, la
ligne de conduite est la suivante : conseiller seulement
les injections vaginales, instituer le traitement médical et
attendre ; si l'état subsiste trop longtemps, ou s'aggrave,
alors, mettre le doigt dans le vagin, pour voir si la maladie ne relève pas d'une cause exceptionnelle.

Les mêmes conclusions s'appliquent à l'emploi du spéculum qui, lui, a en outre le désavantage de ne fournir
aucune espèce de renseignements, sauf dans les formes
végétantes avec hypertrophie du col,

CHAPITRE VIII

DIAGNOSTIC

Le signe capital, le seul signe, l'hémorrhagie, a bien vite fait d'établir une conviction dans l'esprit du praticien. Il est classique de se demander si son origine est bien utérine : il suffit pour s'en convaincre d'y aller voir, au besoin de mettre un tampon dans le vagin. Je n'y veux point insister et je me contente de signaler les faits rapportés par Comby, de vulvo-vaginite des petites-filles, dont la forme gonococcique est hémorrhagique, le sang provenant de bourgeons charnus néoformés au niveau du méat urinaire, sa source même permet de comprendre que le diagnostic en sera vite posé.

Donc, le sang vient de l'utérus, et tout se réduit à une différenciation étiologique. Le précédent chapitre de pathogénie suffit, à lui seul, à résoudre la question. Le médecin non prévenu a tendance à penser de suite à un fibrome : je me suis suffisamment expliqué à cet égard pour n'y point insister : « presque toujours, dit Dupuy, la métrorrhagie survient à un âge où les fibromes sont encore l'exception ».

On s'est évertué à établir le diagnostic d'apoplexie des ovaires, et les points douloureux, l'augmentation de volume de l'organe seraient une raison d'y songer : mais j'ai déjà dit combien je croyais peu à la fréquence de ces cas.

Essayer de distinguer la métrorrhagie de la dysménorrhée membraneuse, affection rare, mise en doute par Pozzi lui-même, revient, dans tous les cas, à établir un des termes du problème : on parle alors d'augmentation de volume du ventre, avec vomissements fréquents et faciles après les repas, vertiges, tendance à la syncope, développement et douleurs des seins, etc... Mais, à vrai dire, c'est l'aménorrhée le plus souvent qui en résulte. Le même but est atteint par l'ovarialgie avec douleurs par crises, mobile, points névralgiques, lombaires, iliaques, inguinaux. Il n'y aura donc guère à s'en préoccuper.

J'ai déjà parlé de la salpingite qui, pour Lawson Tait, s'accompagne dans la majorité des cas de menstruation irrégulière, profuse. C'est une extrême rareté, et plus rares encore dans nos cas doivent être les fibromes de la trompe, si tant est qu'ils existent chez les vierges. Il en est de même pour certaines formes d'ovarite signalées comme s'installant sourdement, subissant des poussées de plus en plus fortes à chaque période menstruelle et s'accompagnant de métrorrhagies : les idées de Quénu lui sont favorables, mais en somme ce ne serait, à tout prendre, que l'intermédiaire entre la cause originelle et le symptôme, relevant du traitement général, et dont la méconnaissance serait sans grande importance.

On peut, avec un peu d'attention, établir le diagnostic des divers types de métrorrhagie correspondant à des métrites virginales. La constatation d'un écoulement leucorrhéïque, de douleurs bien nettes dans le bas ventre doit donner l'éveil; il est alors possible, en suivant la filiation des symptômes, de savoir même que l'on a affaire à un de ces types mixtes que j'ai signalés. L'habitus extérieur des malades, le faciès métritique doivent les faire soupçonner, et c'est en pareil cas que l'on peut avoir recours au spéculum ne serait-ce que pour permettre le traitement local.

Ce facies métritique est soigneusement différencié, par les auteurs, de la chlorose, mais ici il faut s'entendre. Sans doute la chlorose peut être primitive et la métrorrhagie consécutive, mais n'est-ce pas plus souvent l'inverse? « Si une femme ou une jeune fille, dit Trousseau, ont des règles trop abondantes, il arrivera sans doute que pendant mois, l'intervalle qui sépare chaque époque menstruelle suffira à la reconstitution du sang ; mais, bientôt, la répétition des mêmes accidents amènera l'anémie et en définitive la chlorose. Que si le molimen hémorrhagique reste le même, le flux deviendra d'autant plus abondant et la chlorose, cause de l'augmentation de l'hémorrhagie, sera elle-même aggravée par l'hémorrhagie... En d'autres termes, des règles trop copieuses causent l'altération et la dissolution du sang ; l'atténuation et la dissolution du sang sont une cause d'hémorrhagie utérine. »

En résumé, cause ou effet, le plus souvent les deux, la

chlorose constitue plutôt un chapitre du diagnostic étiologique.

Celui-ci est vraiment le seul délicat, parce qu'on n'y songe pas, ou bien qu'il se voile derrière des symptômes mal interprétés. J'y ai suffisamment insisté ; j'ai dit que, fort des idées classiques, il faut, avant d'affirmer, commencer par se rendre compte si la toux utérine, la dilatation de l'estomac, etc... sont fonction ou cause de métrite. La difficulté est augmentée souvent dans les maladies de cœur, et M. Dalché a bien fait remarquer que ce n'est qu'en cherchant la lésion de parti pris dans tous les cas de métrorrhagie, qu'on peut souvent déceler une affection méconnue par un médecin non prévenu. Je crois inutile d'insister davantage puisque je l'ai fait à un autre chapitre, où j'ai montré la nécessité d'un examen général absolument complet, avec analyse des urines, du sang et étude de l'augmentation ou de la diminution de leur toxicité.

Je concluerai en disant que la seule connaissance parfaite de la pathogénie de l'affection permet au clinicien d'établir le vrai diagnostic, le diagnostic étiologique, seul important puisqu'il dirige le traitement.

CHAPITRE IX

C'est toujours l'idée dominante de l'étiologie, qui permettra de porter un pronostic infiniment variable suivant les cas. Les faits par trop sommaires de mort ne permettent pas de se faire une opinion suffisamment exacte sur les circonstances de leur production, pour qu'on en puisse tirer une conclusion sérieuse.

Grave dans les lésions organiques du rein, du foie, du poumon, le pronostic est, dans la grande majorité des cas, très bénin, parce qu'on peut retrouver soit un simple trouble du tube digestif, dyspepsie, constipation, soit une intoxication par mauvais drainage, soit même une tare héréditaire comme l'arthritisme qui, pour devoir être surveillée, ne semble pas sévère.

Les auteurs semblent s'être beaucoup préoccupés de la *question du mariage*, au moins pour les types de métrite ; des considérations analogues peuvent guider le praticien consulté : déconseillé formellement dans les cas de lésion organique, surtout dans les maladies de cœur, le mariage peut être autorisé dans les formes classiques, les plus fréquentes; peut-être même, le fonctionnement répété de l'appareil génital, sa *mise en exercice*, pourraient-ils avoir une influence salutaire. Au surplus, on peut toujours le retarder jusqu'à la guérison complète, que l'on ne saurait manquer d'obtenir.

CHAPITRE X

Il est un certain nombre d'interventions qui, utiles et même nécessaires dans quelques formes de métrorrhagies en général, surtout le type fibromateux, ne semblent pas trouver ici leurs indications. Telles sont la ligature des artères utérines, les résections de muqueuse à lambeaux faites par Bouilly, par Quénu au cas de dégénérescence angiomateuse, l'hystérectomie totale avec ses deux voies : il faut pour les mettre en œuvre qu'il y ait lésion. L'amputation du col pratiquée systématiquement par Frœlich ne s'applique qu'à un petit nombre de cas constituant une classe spéciale : encore pourrait-on expliquer leur action moins peut-être par l'ablation du tissu fongueux que par la résection de l'étroit défilé cervical entravant le drainage utérin.

Le *curettage* mérite de plus longs développements parce qu'il a été appliqué un certain nombre de fois avec succès au cas de métrorrhagie pure, et qu'il m'a donné à moi-même un bon résultat, au moins momentané. En

principe, il semble à tout le moins inutile puisqu'il s'a-
dresse à une muqueuse que nous avons vue ne pas être
lésée : en pratique, les faits ne sont pas contestables et
ses succès doivent très probablement être rapportés, ai-
je dit, à plusieurs mécanismes : dérivation de la congestion du petit bassin, redressement des courbures utérines, enfin et surtout, agrandissement de la cavité permettant dans de bonnes conditions l'écoulement sanguin
physiologique. Mais, en dépit de cette influence salutaire,
je ne crois pas qu'il doive être conseillé systématiquement comme le soutient Dupuy : il est bon, malgré toutes
les concessions que j'ai faites, d'être sobre d'interventions
chez les vierges et on peut obtenir des résultats tout
aussi satisfaisants par les soins donnés à l'état général.

Les injections vaginales antiseptiques doivent être con-
seillées, ou plutôt elles devraient même se passer de l'avis
du médecin pour être employées, et je ne sais en vertu
de quel bizarre préjugé leur usage n'est pas absolument
généralisé chez la femme de tout âge. On a cependant
accusé le jet de produire une congestion vasculaire capable d'augmenter l'hémorrhagie, mais point n'est besoin
d'une grande force de projection pour maintenir le canal
vaginal dans un état de propreté absolue. J'ai conseillé
dans mon cas les injections au permanganate, sans me
faire aucune illusion sur leur efficacité contre la maladie,
mais surtout pour empêcher une infection rendue possible
par la stase sanguine étendue à tout l'arbre génital. Si
j'ai choisi le permanganate, c'est parceque plus facile à
manier que le sublimé, et non pour chercher à utiliser
son pouoir hémostatique. En effet, sauf indication abso-

lue, telle qu'une perte tellement abondante qu'elle semble mettre en danger les jours de la malade, je me déclare opposé à l'hémostase : en arrêtant l'hémorrhagie, elle favorise l'absorption des principes toxiques du sang des règles, et peut par conséquent atteindre un résultat opposé à celui qu'elle se proposait. C'est dire que les hémostatiques par voie interne ou externe, perchlorure de fer, tannin, ratanhia, acétate de plomb, digitale, hydrastis canadensis, (réserves faites pour ces derniers quand il s'agit d'une affection cardiaque), racine de cotonnier, hamamelis virginica, etc., etc., sont tout au moins inutiles, sinon nuisibles. En outre, l'action sur les tuniques vasculaires de ces deux derniers produits, dont l'un au moins a été l'objet d'un engouement farouche et peu justifié, est plus que douteuse. Je ne parle pas de l'ergot de seigle.dont les dangers, l'action tétanisante sur 'utérus et tant d'autres inconvénients, ont fait un médicament à bannir à tout jamais de la thérapeutique. Si donc l'hémorrhagie est menaçante, et dans ce seul cas, les applications de glace, des injections très chaudes, et le repos absolu au lit tête basse en auront beaucoup plus facilement et plus sainement raison.

Mais c'est au traitement général que le praticien doit recourir dans la majorité des cas : c'est lui seul qu'il doit instituer au début, car il sera le criterium d'un diagnostic imparfait. L'hydrothérapie sous toutes ses formes, avec massage et brossage de tout le corps au gant de crin constitue une excellente manœuvre. Point n'est besoin, comme le veut Martineau, d'être un hydrologue distingué, pour conseiller aux malades l'usage d'eaux minérales appropriées, ou mieux le séjour dans une station balnéaire : les bains de mer ont une heureuse influence, et on peut en dépit de l'hémorrhagie y habituer progressivement les malades, mais en usant d'une extrême prudence, pour ne pas produire l'arrêt brusque des règles *en fermant le loup dans la bergerie.* Les eaux chlorurées sodiques de Salies-de-Béarn et de Biarritz ont pu avoir raison même d'hémorrhagies fibromateuses ; elles constituent au surplus une médication générale anti-infectieuse de premier ordre, et M. Panas a vu une malade envoyée à Biarritz guérie d'une lésion infectieuse oculaire, ayant résisté à tous les traitements.

Il est presque inutile de dire que l'exercice modéré, même l'usage de la bicyclette, la gymnastique, et la vie, au grand air sont des conditions hygiéniques éminemment favorables.

On peut concurremment instituer un traitement interne fer, arsenic, iodures, malgré leur action vaso-dilatatrice, régulariser les fonctions digestives, établir un régime alimentaire, et surtout *combattre la constipation*, l'usage de purgatifs salins longtemps continué à petites doses, l'emploi fréquent des lavements me paraissent devoir être conseillés *dans tous les cas.*

Il y aurait peut-être lieu dans les formes nettement infectieuses, telles que les types scrofuleux, de mettre en œuvre la médication antiseptique générale, dont deux moyens au moins ont eu d'éclatants succès entre les mains de M. Panas ; je veux parler des injections huileuses de biiodure d'hydrargyre à 4 milligrammes par injection, qui semblent triompher plus que de la syphilis, et l'administration de l'iodoforme à l'intérieur sous forme de pilules de 5 centigrammes mélangé à de la poudre de café torréfié, suivant la formule de M. Panas.

Enfin il va sans dire que dans les cas de maladie du cœur, tuberculose, maladie du foie, la médication spéciale doit être instituée : je ne puis entrer dans des détails à ce sujet.

L'impression générale qui se dégage, quand on a vu l'heureuse influence de ces traitements hygiéniques et médicaux, c'est qu'il est peu de cas qui leur résistent, et, étant donné, que nous savons combien l'influence de l'état général, *chez les vierges*, est puissante sur le développement ou la production de la métrite, j'en arrive à me demander ce qui serait advenu, si, dans les formes végétantes de Latour, cervico-hypertrophiques de Frœlich, cervico-glandulaires de Villate de Peufeuilheux, on n'avait pas mis immédiatement en œuvre les moyens chirurgicaux et on s'était contenté de régulariser toutes les fonctions de l'organisme ; et, sans vouloir conclure un pacte avec Martineau, qui a certainement exagéré la conception et l'a sûrement faussée en l'appliquant aux femmes infectées, j'aurais cependant une légère tendance à croire que bien des formes virginales, même métritiques, auraient trouvé le salut dans cette seule façon de concevoir le traitement.

CONCLUSIONS

1° Il existe chez les vierges des métrorrhagies sans lésion, survenant le plus souvent à la puberté.

2° Ces métrorrhagies sont nettement distinctes des formes métritiques décrites dans les mêmes conditions, et constituent à elles seules une individualité clinique.

3° Leur nature est endo-infectieuse : elles se produisent par auto-intoxication. Je les appelerai *métrorrhagies dyscrasiques de la puberté* : l'infection exogène doit être réservée aux formes métritiques :

4° Elles sont, dans la majorité des cas, justiciables du seul traitement général.

BIBLIOGRAPHIE

BENNETT. — A pract. treatise on inflammation of the Weck of the uterus. London, 1845.

HUGUIER. — Mém. sur les allongements hypertrophiques du col de l'utérus (Mém. acad. de méd., Paris, 1859).

LAWSON TAIT ET BÉTRIX. — Traité prat. des mal. des femmes.

SCHROEDER. — Maladies des org. gén. de la femme.

SNEGUIREFF. — Hémorr. utérine, trad. fr. Paris, 1886.

BOKELMANN. — Soc. d'obst. et de gynéc. de Berlin, 24 mai 1889.

— Centralbl. f. gynœk., 1889, n° 29, p. 507.

KALTENBACH. — Centr. f. gynœk., 1889, n° 27, p. 465.

MASSIN. — Arch. f. gynœk., 1891, p. 146-166.

MARTINEAU. — Leçons sur la thérap. de la métrite. Paris, 1889.

POZZI. — Traité de gynécologie, 1897.

P. DELBET. — Traité de chirurgie de Duplay et Reclus, t. VIII.

SCHOTTLAENDER. — Tuberculose des ovaires, t. V. Iena, Fischer.

ALIZOL. — Thèse de Paris, 1872.

GUILLOT.   id.   1881.

BOUTON.   id.   1886.

DUPUY.   id.   1892.

VERIN.   id.   1894.

VILLATE DE PEUFEUILLOUX. — Thèse de Paris, 1895.

SCHMID. — Thèse de Paris, 1896.

GAULHIEUR L'HARDY. — Thèse de Paris, 1897.

LATOUR. — Thèse de Lyon, 1895.

DUPUY. — Thèse de Bordeaux, 1897.

MAINGUY. — Thèse de Toulouse, 1896.

LAMY. — Thèse de Nancy, 1896.

LAROYENNE. — Lyon méd., juin 1896.

DALCHÉ. — Gaz. méd. Paris, 1885. — Semaine gynéc., 1897.

PANAS. — Rapport sur le rôle de l'auto-infection dans les maladies oculaires. Paris, Steinheil, 1897.

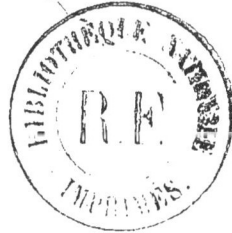

H. JOUVE, Imp. de la Faculté de médecine, 15, rue Racine, Paris.

www.ingramcontent.com/pod-product-compliance
Lightning Source LLC
Chambersburg PA
CBHW031732210326
41519CB00050B/6223